不再痠痛的祕訣！

最強伸展自救法

每天10分鐘，從此不卡卡

專為中、高齡者打造的 柔軟度訓練法 × 筋膜解痛全方案

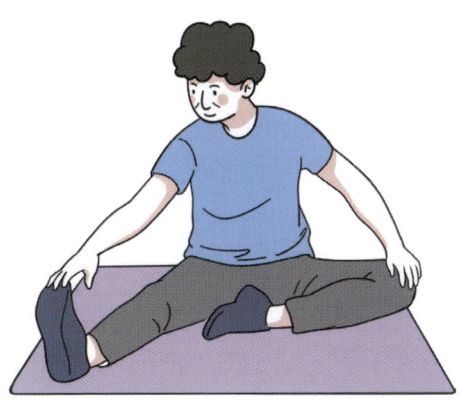

陳秀娟 著

笛藤出版

本書內容旨在為大眾提供有用的資訊。所有材料（包括文本、圖形和圖像）僅供參考，不能用於對特定疾病或症狀的醫療診斷、建議或治療。所有讀者在針對任何一般性或特定的健康問題開始某項鍛鍊之前，均應向專業的醫療保健機構或醫生進行諮詢，作者和出版商都已盡可能確保本書技術上的準確性以及合理性，且並不特別推崇任何治療方法、方案、建議或本書中的其他資訊，並特別聲明，不會承擔由於使用本出版物中的材料而遭受的任何損傷所直接或間接產生的與個人或團體相關的一切責任、損失或風險。

內容提要

本書是專為中高年齡者編寫的伸展練習指導書。本書共5章。第1章介紹了柔軟性相關的基礎知識；第2章介紹了柔軟性評估方面的內容；第3章講解了伸展的種類；第4章以真人示範、分步驟圖解的方式，講解了身體不同部位的伸展動作；第5章提供了數套伸展練習計畫。本書適合中高年齡閱讀，可幫助中高齡透過柔軟性練習緩解身體不適，促進健康。

作者簡介

陳秀娟

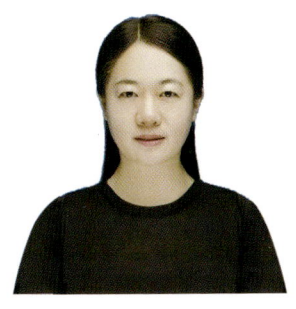

　　體育教育訓練學碩士，體育社會學博士，曾任大學體育教師，現為中國北京市體育科學研究所群眾體育研究室副研究員；運動管理師專家組專家、中國北京市體育生活化體質促進專案專家組專家，中國國家和北京市體質監測專家組專家，中國國家體育總局運動功能評估和綜合干預重點實驗室成員；多年來一直從事體質健康促進方面的研究，深度參與10餘項中國國家級、省級、市級及研究所級專項課題，發表論文20餘篇，獲評中國「北京市科學技術普及工作先進個人」。

目錄
Contents

第 1 章
什麼決定了您的柔軟度 001

002 **第一節 柔軟度的影響因素**
002 01 柔軟度是什麼
004 02 什麼決定身體的柔軟度
008 03 影響柔軟度的其他因素

010 **第二節 柔軟度的變化**
010 01 柔軟度隨年齡變化的趨勢
011 02 柔軟度下降的原因

012 **第三節 柔軟度需要訓練**
012 01 柔軟度訓練的生理基礎
013 02 柔軟度訓練帶來的益處
014 03 柔軟度訓練的原則

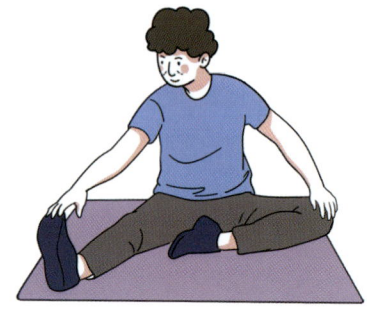

第 2 章
您的身體是否需要伸展 017

018 **第一節 關節評估**
018 01 什麼是關節
019 02 關節的分類
021 03 關節的評估

025 **第二節 上肢評估及標準**
025 01 上肢柔軟度的評估方法
026 02 測試注意事項
027 03 上肢柔軟度參考標準

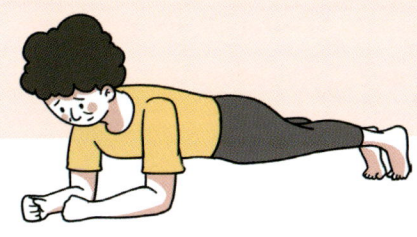

028 　第三節　下肢評估及標準

028 　01　下肢柔軟度評估方法
029 　02　下肢柔軟度參考標準

030 　第四節　柔軟度整體評估及參考標準

030 　01　柔軟度整體評估方法
031 　02　坐姿體前彎評估參考
032 　03　70歲（含）以上的全身柔軟度評估方法及參考標準

第 3 章

何種伸展適合您　033

034 　第一節　靜態伸展

034 　01　什麼是靜態伸展
035 　02　靜態伸展的時機

036 　第二節　動態伸展

036 　01　什麼是動態伸展
037 　02　動態伸展的時機和原則

038 　第三節　本體感覺神經肌肉誘發術（PNF伸展）

038 　01　什麼是本體感覺神經肌肉誘發術
040 　02　本體感覺神經肌肉誘發術的方法
042 　03　PNF伸展的時機

043 　第四節　彈震式伸展

043 　　　什麼是彈震式伸展

044 　第五節　如何選擇伸展方式

044 　01　4種伸展方式的總結
045 　02　4種伸展方式的特點及注意事項

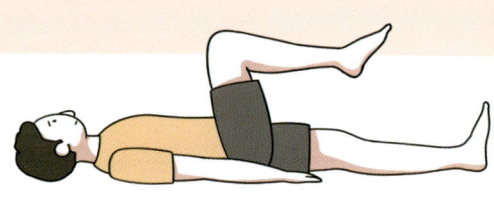

第 4 章
身體不同部位的伸展動作　047

048　第一節　頸、肩、上肢伸展動作

- 048　01　下巴觸胸
- 050　02　四向點頭
- 052　03　跪式推肩
- 054　04　直臂前伸旋轉
- 056　05　直臂後伸旋轉
- 058　06　手腕屈伸
- 060　07　手指彈琴
- 062　08　太極起式

064　第二節　軀幹伸展動作

- 064　01　跪姿轉體
- 066　02　貓式伸展
- 068　03　站立轉體
- 070　04　仰臥倒膝
- 072　05　對角伸展
- 074　06　麻花伸展
- 076　07　蚱蜢伸展
- 078　08　立膝轉體

080　第三節　下肢伸展動作

- 080　01　4字伸展
- 082　02　弓步壓髖
- 084　03　梨狀肌伸展
- 086　04　仰臥開腿
- 088　05　側臥屈膝拉踝
- 090　06　站立壓腿
- 092　07　仰臥舉腿
- 094　08　懸腳踩跟
- 096　09　併腿跪坐
- 098　10　足踝繞環
- 100　11　助力轉踝

102　第四節　全身伸展動作

- 102　01　下犬式
- 104　02　嬰兒式
- 106　03　反向三角式

6

第 5 章

制訂伸展計畫　109

第一節　如何做到有效伸展　110
- 01　有效伸展的練習頻率　110
- 02　有效伸展的強度和時間　111
- 03　有效伸展的時機　112

第二節　緩解頸肩不適的伸展　113
- 01　頸肩不適的原因　113
- 02　緩解頸肩不適的伸展計畫　114

第三節　緩解下腰背不適的伸展　116
- 01　下腰背不適的原因　116
- 02　緩解下腰背不適的伸展計畫　117

第四節　緩解膝關節不適的伸展　119
- 01　膝關節不適的原因　119
- 02　緩解膝關節不適的伸展計畫　120

第五節　跑步、走路之後的伸展　122
- 01　跑步、走路使用的肌肉　122
- 02　跑步、走路後的伸展計畫　124

第六節　預防體態老化的伸展　126
- 01　體態老化的表現　126
- 02　預防體態老化的伸展計畫　127

第七節　全身整體伸展　130
- 01　全身肌肉僵硬緊張的原因　130
- 02　全身整體伸展計畫　131

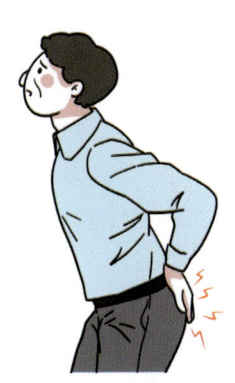

溫馨提示：因中高齡者的身體情況差異較大，因此訓練的次數宜依據個人的身體情況而定，量力而行，以不感覺身體疲勞為主。

第1章

什麼決定了您的柔軟度

本書將首先介紹什麼是柔軟度,柔軟度的影響因素、變化,以及進行柔軟度訓練的重要性。透過深入瞭解這些內容,中高齡者可以更好地理解柔軟度的本質,把握柔軟度訓練的原則。

第 1 章 第一節 01

柔軟度的影響因素
柔軟度是什麼

柔軟度的定義

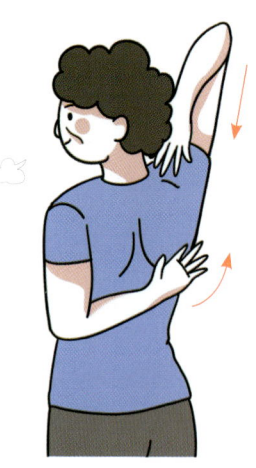

柔軟度是指關節在正常活動範圍內暢通無阻地做全幅度活動的能力。理想狀態下，身體的**軟組織**應該具備正常的**延展性**，能夠實現全範圍的關節活動度，並能夠在所有**功能性動作**中表現出**最佳的神經肌肉效率**。

軟組織是指人體內那些柔軟、具有彈性的組織，包括肌肉、肌腱、韌帶、關節囊、皮膚、血管和神經等，它們在身體的運動、支撐、保護和感知等方面發揮著重要的作用。

肌肉是軟組織中最常見的一種，它們負責身體的運動。肌肉可以收縮和放鬆，透過與骨骼相連的肌腱使身體的各個部位移動。肌肉透過神經系統的控制來實現協調運動。

功能性動作旨在改善身體的整體功能，讓身體各個部位協調工作，以完成日常生活中的複雜動作。功能性動作通常涉及多個關節和肌肉群的協同運動，而不僅僅專注於某個特定部位的訓練。進行功能性訓練對於中高齡者來說至關重要，它能夠幫助中高齡朋友在日常生活中更輕鬆地完成各種活動，例如提重物、爬樓梯和躲避障礙物等。

神經肌肉效率是指神經系統與肌肉之間的協調和效率程度。簡單來說，它描述了我們的神經系統如何有效地發送信號給肌肉，以便我們能夠做出協調的動作。

神經肌肉效率高的人，他們的神經系統與肌肉之間的通訊更加順暢高效。這意味著訊號傳遞速度更快、更準確，並且肌肉能夠更有效地執行指令。結果是，他們的動作更協調、更精確。

柔軟度的好壞

柔軟度的好壞直接影響人們在運動時的身體表現和日常生活。缺乏適當的柔軟度，人體就會變得僵硬，進一步引發其他問題。

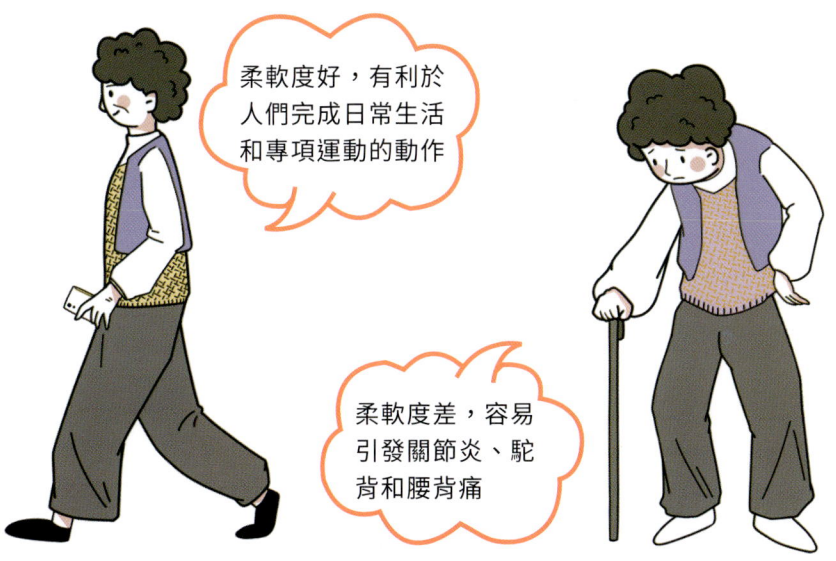

柔軟度好，有利於人們完成日常生活和專項運動的動作

柔軟度差，容易引發關節炎、駝背和腰背痛

第 1 章　什麼決定了您的柔軟度

柔軟度的程度

下圖是三類柔軟程度不同的物品。健康的身體應像彈簧一樣能屈能伸，且有力量。

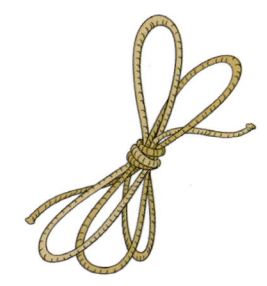
繩子柔軟但沒有韌性

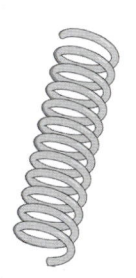
彈簧能屈能伸且有力量

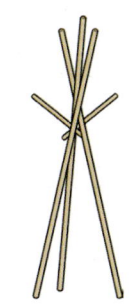
木棍太僵硬不能彎曲

第1章 第一節 02 柔軟度的影響因素
什麼決定身體的柔軟度

結締組織對柔軟度和肌肉骨骼系統非常重要，它包括連接肌肉和骨骼的肌腱、連接骨骼和骨骼的韌帶以及包裹肌肉並使之分開的筋膜。筋膜、韌帶、肌腱、肌肉、關節結構都會影響柔軟度。

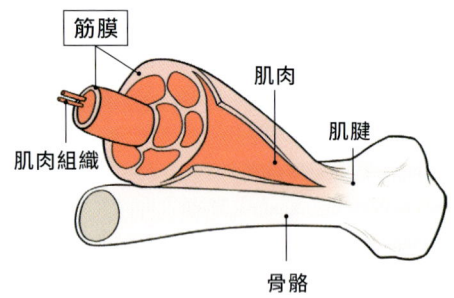

筋膜

筋膜是結締組織的一種，它包裹所有的器官，形成身體的結構，為身體提供支撐，是獨立的器官和貫穿全身的系統。人體就是一張由筋膜構成的筋膜網，其他的組織、器官、系統等被筋膜包繞，身體的任何微小的活動都會牽拉到筋膜。筋膜具有收縮和舒張的能力，它包含所有的感覺器官，受神經支配，具有執行能力。筋膜損傷是構成身體疼痛的原因。

現代研究認為，絕大多數的損傷不是肌肉問題，而是筋膜問題。例如，肩周炎（五十肩）被認為是筋膜的損傷。筋膜具有可訓練性，隨著訓練，其彈性變大，筋膜之間的滑動變得更加容易。

韌帶

韌帶是緻密的結締組織，韌帶的功能是向整個關節活動範圍內的關節結構提供支援，尤其是關節活動範圍達到最大限度時，韌帶會被拉扯到，從而提供主要阻力。韌帶含有膠原蛋白和彈性纖維，具有彈性，但如果被反覆過度地伸展，就會失去恢復到正常長度以及穩定關節的能力，造成關節鬆弛，並為關節損傷埋下隱患。因此，韌帶不能被過度伸展。平時說的拉筋，並不是拉韌帶。

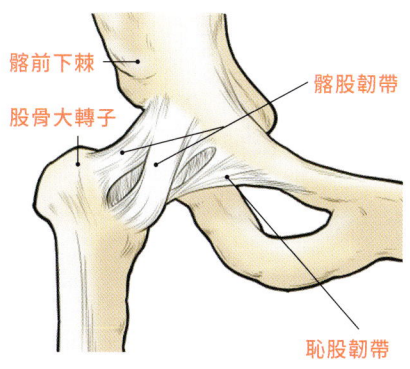

肌腱

肌腱具有一定的彈性，在伸展時儲存能量，在回彈時釋放能量。但是一旦肌腱被完全拉緊，就不能繼續被伸展了。因此，伸展時應避免過度伸展肌腱。

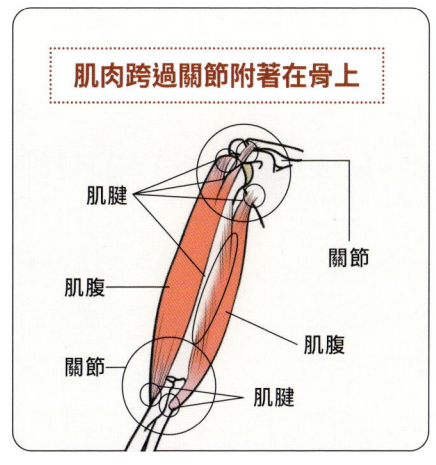

肌肉跨過關節附著在骨上

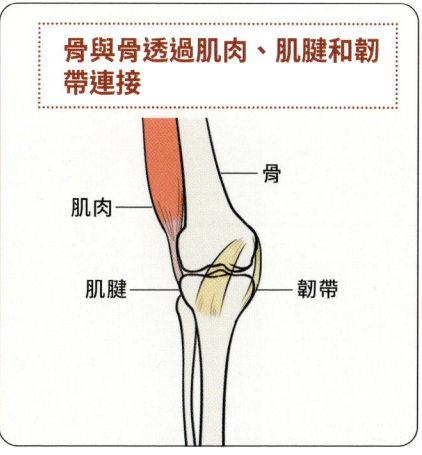

骨與骨透過肌肉、肌腱和韌帶連接

肌肉

肌肉具有拉長和縮短的能力，能引起身體的收縮活動。當力量傳輸到肌肉、肌腱時，它們就拉動骨頭進行運動。骨骼肌透過肌腱與骨骼相連，發揮移動或者穩定骨骼的作用。骨骼肌也叫隨意肌，在意識控制下可以隨意運動。肌肉之間有相互作用，按照功能可以分為主動肌、拮抗肌及協同肌。主動肌是關節做特定運動時發揮主要作用的肌肉。拮抗肌是與主動肌作用和運動方向完全相反的肌肉。協同肌穩定關節，協助主動肌在正確的運動平面內完成所需要的運動。肌肉具有較大的收縮性和延展性，是伸展的主要目標之一。

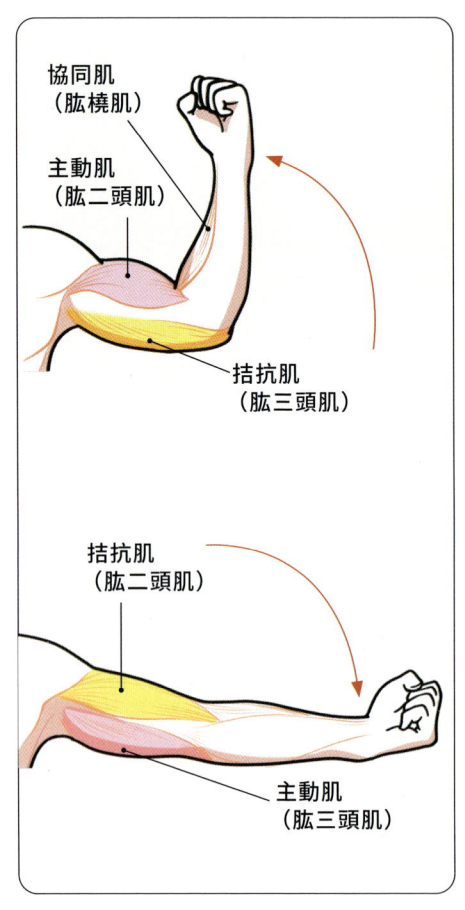

關節結構

關節結構影響關節的活動範圍和方向。球窩關節的活動方向較多，如髖可以內收、外展、屈、伸、內旋和外旋等。韌帶、肌腱和肌肉的長度影響每一個關節的活動範圍。

影響柔軟度的生理因素

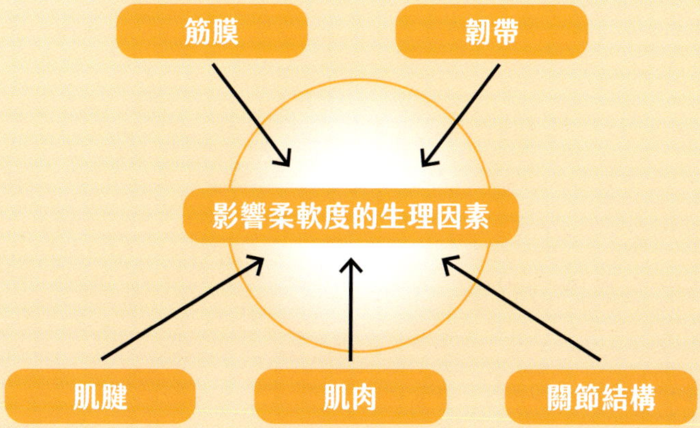

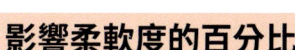

影響柔軟度的百分比

在影響柔軟度的因素中，占第一的是關節囊及韌帶，占47%；肌肉和筋膜位列第二，占41%；肌腱位列第三，占10%；皮膚位列第四，占2%。

影響柔軟度的百分比

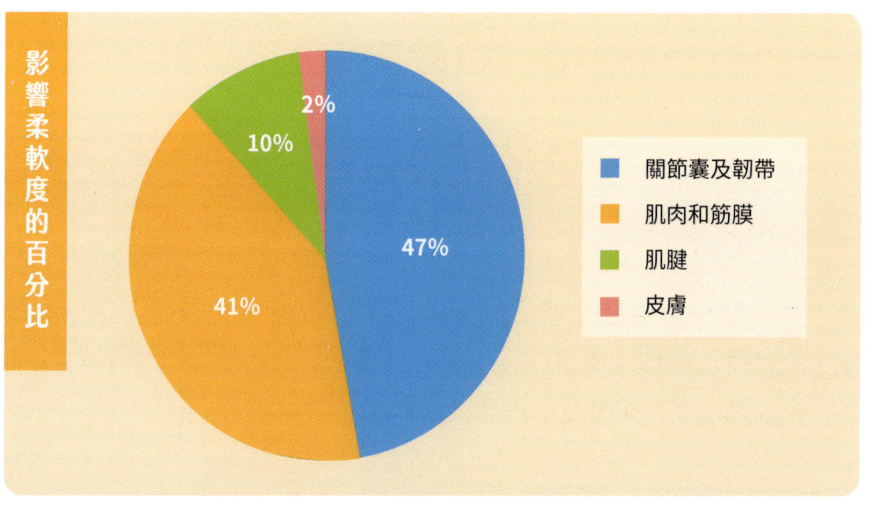

第1章 第一節 03

柔軟度的影響因素
影響柔軟度的其他因素

第一，缺乏運動。久坐少動的人、缺乏運動的人等，關節沒有適度的活動，肌肉長時間保持拉長或縮短，身體就會發生變化。當肌肉在縮短狀態時，肌纖維長度變短，同時結締組織的沾黏程度會升高，導致組織延展性和關節的活動度降低。因此，一定要避免久坐不動。

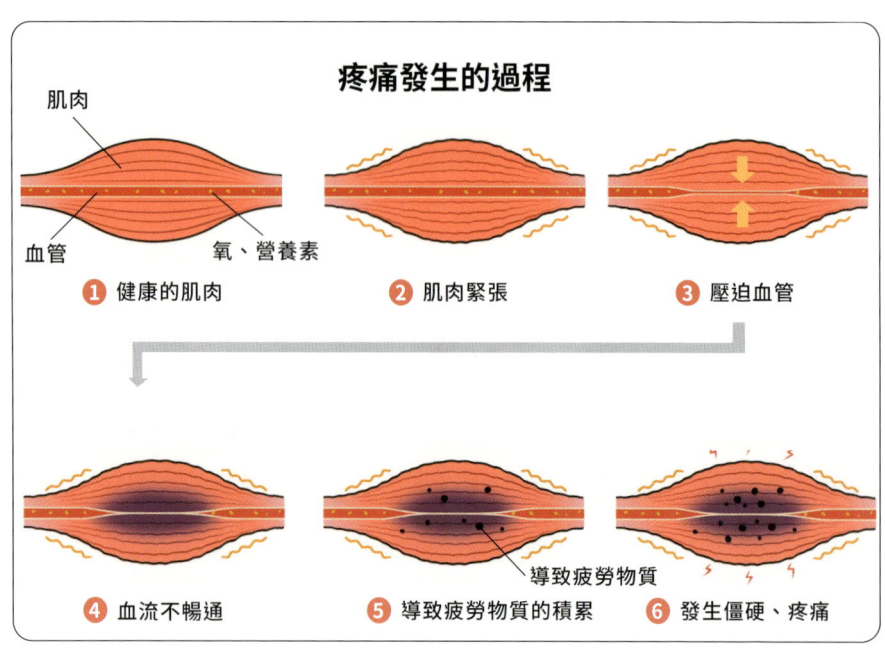

第二，經常重複某個動作。這樣容易造成局部肌肉緊張，導致關節附近的肌肉不平衡，影響關節的活動度。

第三，身體溫度。體溫上升可以降低肌肉及關節囊的黏滯性，同時增加它們的延展性。

第四，性別。與男性相比，女性的骨架小、肌肉纖細，因而，女性的柔軟度一般比同齡男性好。

第五，身體的肥胖程度。關節周圍脂肪過多會影響鄰近關節的活動幅度，使柔軟度降低。

第六，舊傷。肌肉和結締組織受傷，形成疤痕組織，會影響肌肉等軟組織的伸展性。

第七，基因。柔軟度受遺傳因素的影響。

第八，年齡。一般來說，年輕者較年長者的柔軟度好。

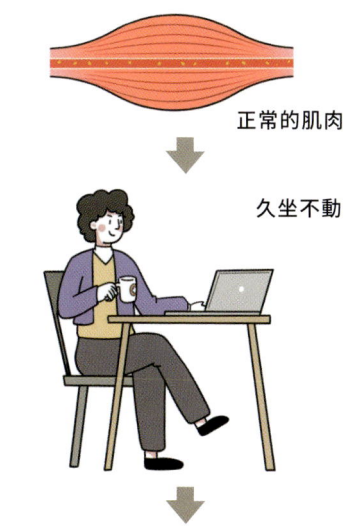

正常的肌肉

久坐不動

腫脹　疼痛　功能障礙

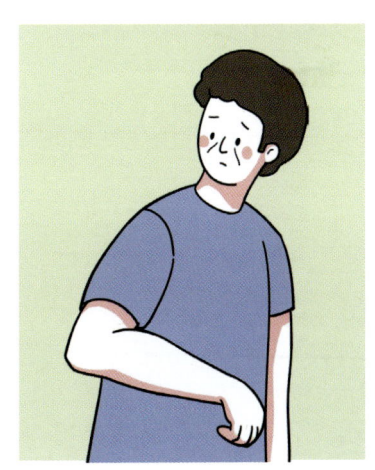

第1章　什麼決定了您的柔軟度

第1章 第二節

01 柔軟度的變化
柔軟度隨年齡變化的趨勢

柔軟度是隨著年齡的增長而退化的。人剛出生時的身體是很柔軟的。幼兒能夠很輕鬆地用嘴碰到腳底，而當年老時，用手綁鞋帶就成了一個不小的挑戰。一般來說，在人的生命週期中，13～19歲改善身體的柔軟度是很有效的，19歲之後身體的柔軟度退化則比較明顯。

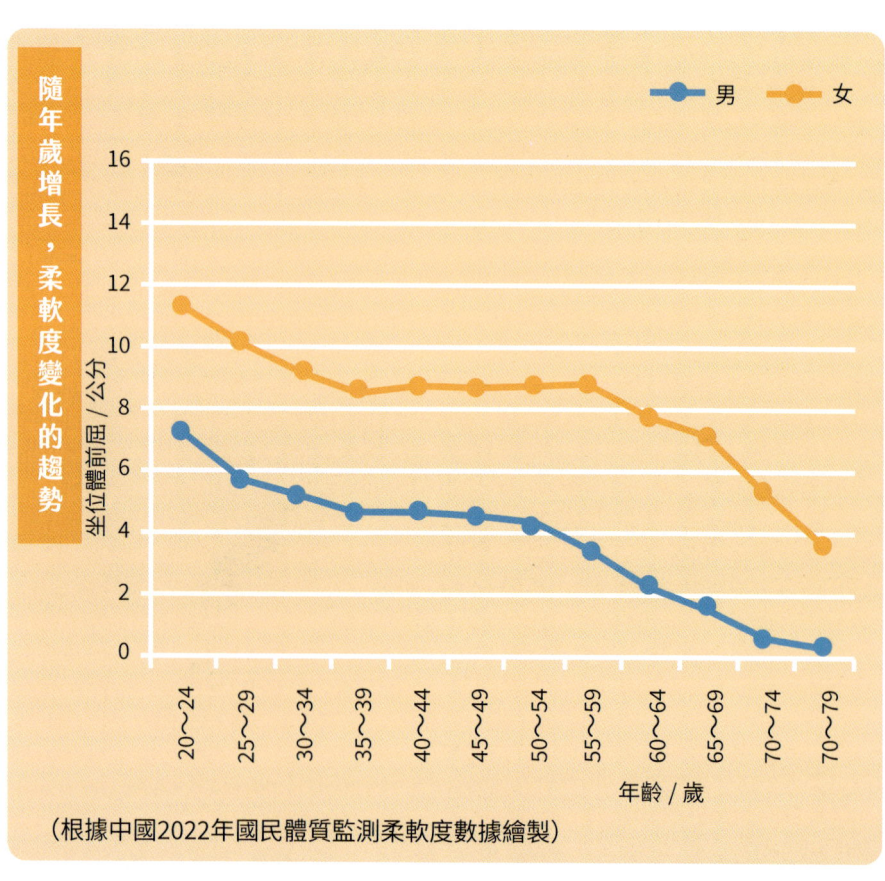

（根據中國2022年國民體質監測柔軟度數據繪製）

第 1 章　第二節　02

柔軟度的變化
柔軟度下降的原因

隨著年齡增長，人的柔軟度會逐漸降低。衰老造成的身體變化對柔軟度的影響：包括肌肉萎縮和神經萎縮等。

肌肉萎縮和神經萎縮

肌肉萎縮和肌少症導致的肌肉蛋白流失是影響柔軟度的主要因素。肌肉萎縮是指肌纖維尺寸變小，而肌少症是指肌纖維數量減少。肌纖維尺寸變小和數量減少，通常會伴隨纖維狀的含脂肪的結締組織替代肌纖維的過程。

神經萎縮和神經細胞減少是中高齡運動控制能力普遍下降的原因，神經萎縮程度因人而異。神經細胞和肌肉細胞的減少會導致神經肌肉效率降低，進一步限制身體的靈活性。

身體活動水準的降低和運動量的減少是身體柔軟度降低、肌肉和神經萎縮的主要原因。

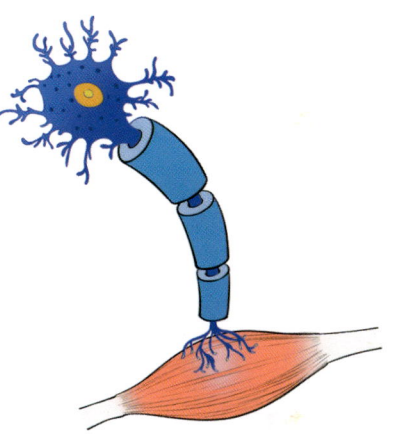

正常的肌肉和神經

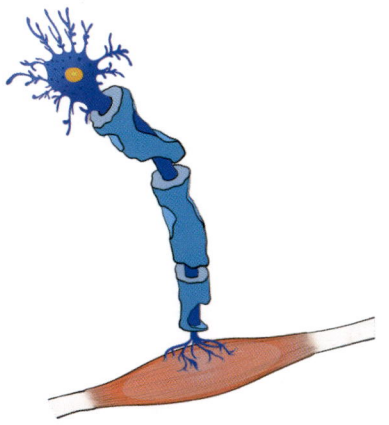

萎縮的肌肉和神經

第三節 柔軟度需要訓練
01 柔軟度訓練的生理基礎

為了對抗肌肉萎縮和衰老或損傷等產生的其他身體變化，中高齡必須採用運動的方式來提高身體的柔軟度，因此應該把柔軟度作為日常訓練的內容。

運動鏈上的軟組織具有彈性極限。彈性極限是指組織產生永久變形所需要的最小拉力值。當拉力值低於彈性極限，軟組織就會恢復到初始長度，展現其黏彈性。如果拉力超出了軟組織的彈性極限，軟組織會產生永久性變形，無法恢復初始長度。

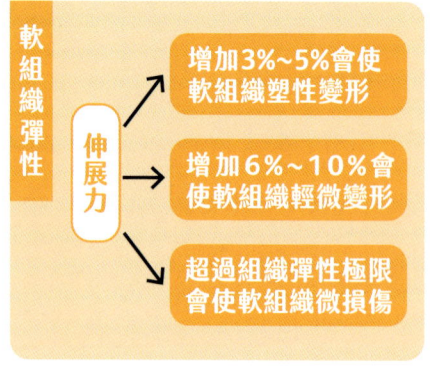

在伸展以訓練柔軟度時，伸展力（或者稱伸展強度）要恰當。伸展力增加3%～5%會引起軟組織的塑性變形；伸展力增加6%～10%，軟組織變形會伴隨組織負荷過大甚至發生輕微變形；當伸展力超過了軟組織的自我調整潛力——彈性極限時，軟組織就會發生微損傷，這種微損傷會導致累積性的損傷循環。損傷循環會促成炎性化合物的釋放，這種物質會刺激疼痛感受器，引起疼痛，並形成保護性的肌肉痙攣。這些化學變化還會在結締組織損傷後3~5天的時間內導致軟組織中形成纖維沾黏。這些纖維沾黏會在結締組織中形成薄弱的無彈性機制，降低正常的組織延展性，進而引起正常的長度——張力關係發生改變，並導致常見的肌肉失衡。

因此，柔軟度練習的伸展力要適當，老年人需要科學依據進行訓練。

第 1 章 第三節 02

柔軟度需要訓練
柔軟度訓練帶來的益處

1. 增強運動能力
柔軟度好的關節可以較小的力量達到較大的活動範圍。

2. 減少受傷的機會
適當地增加關節活動範圍，可以減少因過度伸展而產生的創傷。

3. 增加關節中血液及養分的供應
關節活動可促進血液及養分進入關節。

4. 延緩關節及軟骨組織退化
透過關節囊的滑液輸送養分，保護關節，延緩關節及軟骨組織退化。

5. 增加神經肌肉協調性
提高肌肉細胞對神經衝動的反應速度，使個體對刺激的反應增快。

6. 減少肌肉僵硬
經過適當的伸展練習，可以減少運動後產生的肌肉僵硬。

7. 平衡肌肉及改善體形
柔軟度訓練可令軟組織結構重新排列，改善不良坐姿、站姿、走姿。

8. 減少腰背酸痛的問題
經常進行腰背部柔軟度訓練，可強化腰背部肌肉，減少腰椎間盤的壓力。

9. 減輕身體壓力
伸展會讓肌肉放鬆，可把健康的養分帶進肌肉，同時把代謝廢物運走，減輕身體壓力。

10. 增加生活樂趣
柔軟度訓練可增加生活樂趣，運動可增加個人的滿足感。

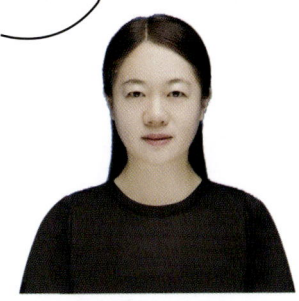

柔軟度訓練會帶來哪些益處呢？

第 1 章　什麼決定了您的柔軟度

03 柔軟度訓練的原則

第 1 章 第三節 — 柔軟度需要訓練

伸展時保持順暢呼吸

在保持伸展姿勢時，不要憋氣，要保持自然呼吸，才能獲得更好的伸展效果。在呼吸時，要有意識地緩慢吐氣，刺激副交感神經，使呼吸自然而深沉，人體處於放鬆的狀態，有利於伸展。

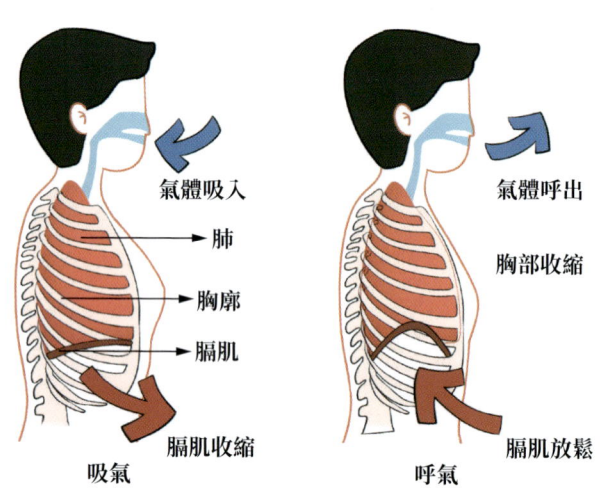

達到足夠的伸展強度

伸展訓練如果不能產生有效的刺激，就不會達到理想的效果，可見伸展也需要達到一定的強度。伸展強度要足夠，才可以有效地刺激肌肉，但是如果伸展強度過大，則會拉傷肌肉。因此，肌肉伸展要達到合適的狀態，即有牽拉感，微微有點疼即可。沒有牽拉感，或者感到劇痛，都不是理想的狀態。

保持足夠的伸展時間

肌肉在保持牽拉感的狀態下，保持30秒才能夠得到放鬆、得到伸展。針對一個部位的伸展，達到60秒即可有較好的效果。

優先伸展緊張部位

伸展時，優先伸展緊張部位，促進身體的協調。查看身體左右側、前後側緊張度是否一致，哪一側相對緊張，就首先伸展哪一側。肌張力平衡了，身體就會協調，不容易受傷或者出現疼痛。

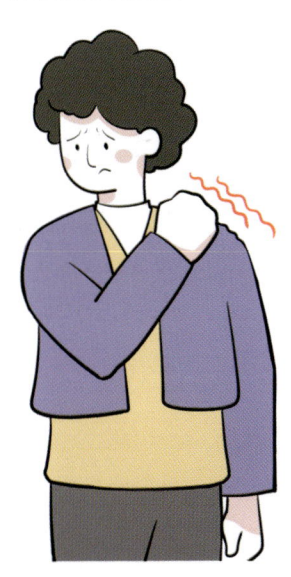

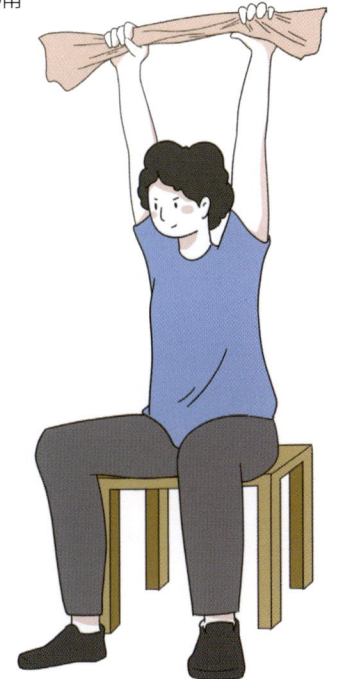

達到一定的練習頻率

伸展可以每天進行，也可以隔天進行。每週3～4天有規律地伸展至少10分鐘，就可以提高身體的柔軟度。伸展一個月後就會明顯感受到身體的柔軟度提高，身體變得柔軟。伸展不需要特別的場地、器材。若想年齡增長後，身體卻不僵硬，應長期堅持伸展訓練。

伸展身體的主要部位

伸展部位應包括肩部、胸部、頸部、腰部、臀部、大腿、腳踝等。

熱身後伸展的效果更好

熱身後伸展的效果更好。熱身10～15分鐘，讓身體溫度提高，可以為接下來的伸展做好準備。運動後肌肉保持溫度，這時對其進行伸展，可以幫助肌肉恢復到適宜的正常長度。肌肉在運動中重複收縮，即使運動已結束，它們仍然會保持收縮的趨勢。可將運動後的伸展納入放鬆運動中，直至肌肉恢復到正常狀態下的長度。

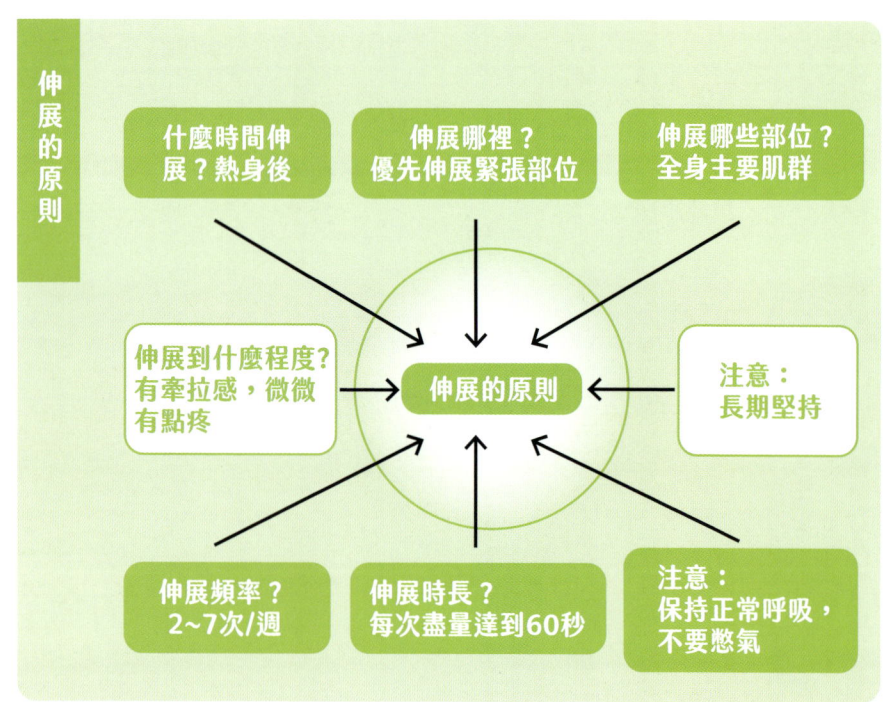

第 2 章

您的身體是否需要伸展

　　本章涵蓋了針對中高齡者的關節評估、上肢評估、下肢評估和柔軟度整體評估方法和標準。透過閱讀這些內容，讀者可以瞭解自己身體的柔軟度狀況，更有針對性地進行伸展訓練。

第 2 章 第一節 01
關節評估
什麼是關節

　　骨與骨之間的連接部分叫作關節。關節是由肌腱和韌帶連接兩塊及以上的骨或者是肌肉透過肌腱附著在兩側的骨上而形成的。骨與骨透過肌肉、肌腱和韌帶連接。關節可以完成屈曲、伸展和環轉等動作。

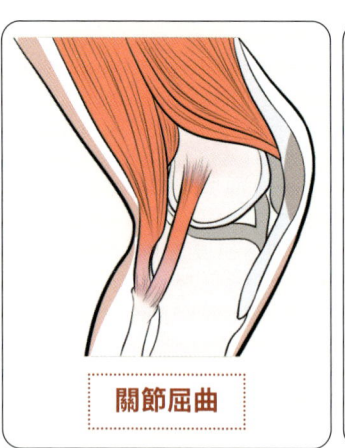
關節屈曲

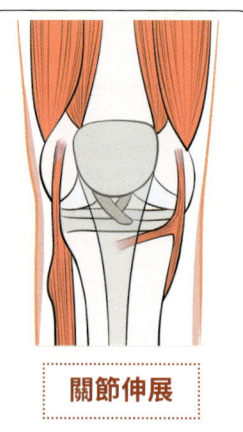
關節伸展

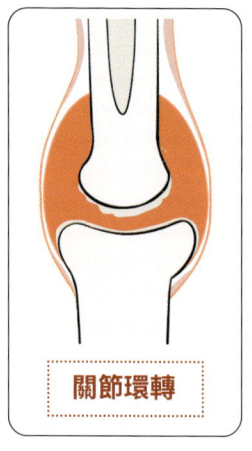
關節環轉

關節腔

　　關節連接處的骨關節面被關節軟骨覆蓋，關節軟骨是表面光滑且有彈性的結構。關節軟骨和關節囊滑膜層共同圍成關節腔。

　　關節腔內部充滿了滑液，滑液就如同汽車的潤滑油，使關節活動更順暢。

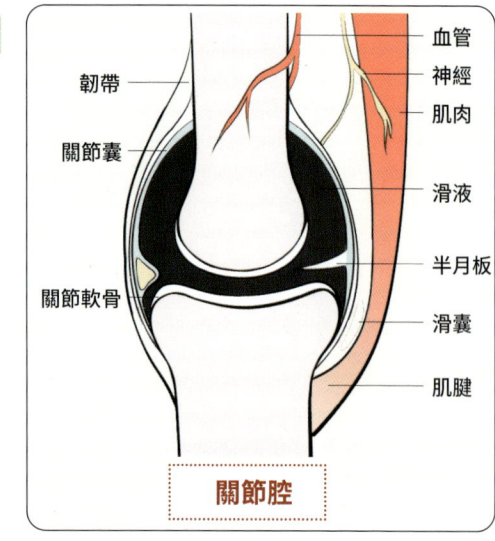
關節腔

第 2 章 第一節 02

關節評估
關節的分類

關節面形態不同,關節運動軸的數量和運動方向也不同。關節按關節面的形狀可以分為平面關節(即關節面是平面的關節),橢圓關節、滑車關節、鞍狀關節、車軸關節和球窩關節(如髖關節)。關節的狀態不同,活動的方向和幅度不同。

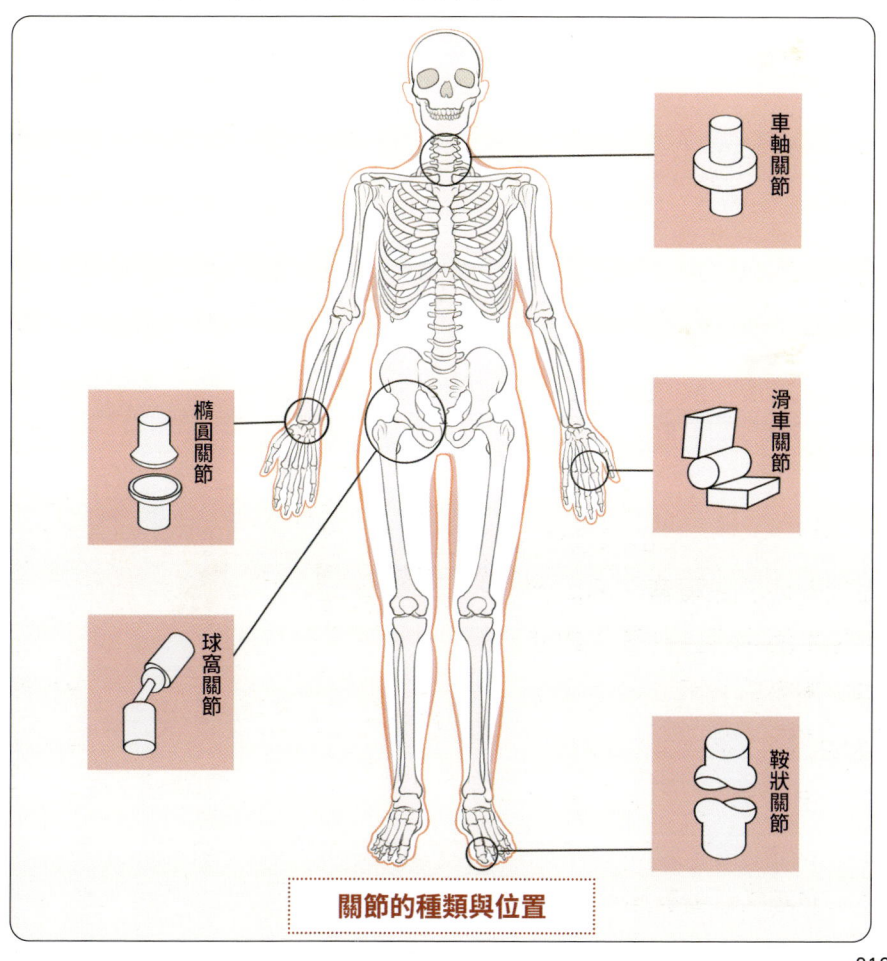

關節的種類與位置

關節的運動分類

　　關節的運動分為三類：滾動、滑動和轉動。關節的運動很少是孤立的單關節運動，而更多的是變化和組合。滾動就如同自行車輪胎在路面的滾動；下蹲時，膝關節處的股骨在脛骨上的運動就是滑動。一個關節面在另一個關節面上滑動，如同滑雪鞋在雪地上的滑動。轉動是一個關節面圍繞另一個關節面旋轉，如前臂前旋轉。前臂前旋轉是前臂的兩塊骨頭圍繞著肱骨（上臂上的骨頭）末端轉動。

　　關節運動帶動肢體或軀幹伸展、屈曲、內收、外展、內旋、外旋、旋前、旋後等。在日常的各種動作中，幾乎每個動作都是由兩個及以上的關節運動組合而成的。關節運動不夠充分時，會有其他運動來代償。某個部位受傷有障礙時，會有其他關節來代償，這種代償可以說是很容易發生的，因為人體的各個關節都是相互聯繫的。

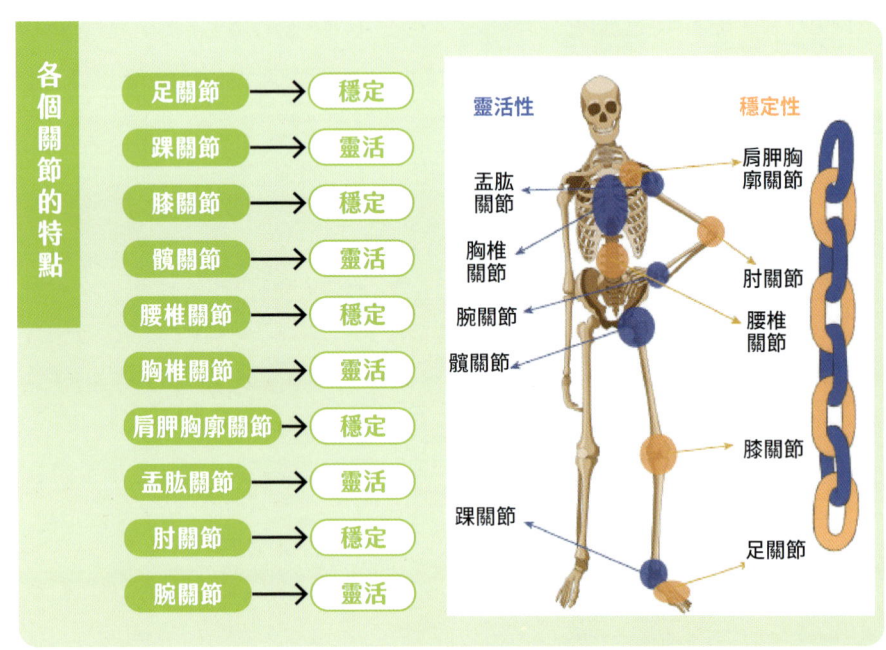

第 2 章 第一節 03 關節評估
關節的評估

關節的構造影響關節活動的方向。肌肉的柔軟度影響關節活動度，如肌肉僵硬會導致關節活動度降低。

人體各種關節結構不同，各自標準的活動度也不同。膝關節是一個單方向關節，而肩關節、髖關節是多方向關節。單方向關節只有一個面向的變化，如膝關節只能屈和伸。關節靠自己的力量、活動範圍和借助外力體現活動度。關節疲勞、損傷等，活動度就會受限。

> **伸展動作**
>
> **膝關節伸展**
> 身體坐於椅子上，一側腿屈膝，小腿垂直於地面，另一側腿伸膝向上抬起。

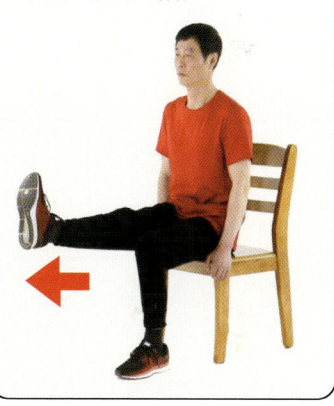

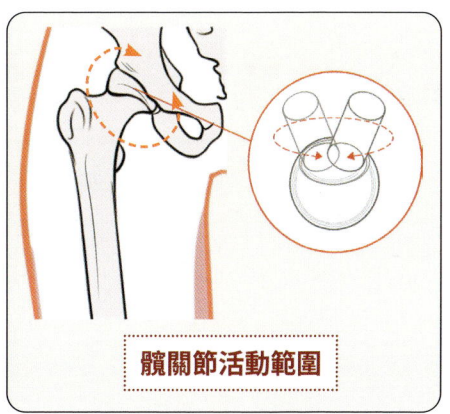

髖關節活動範圍

關節活動度

進行屈伸運動或者做扭轉身體的動作時，相應關節最大限度的活動範圍稱作活動度。

關節活動度是指關節在運動方向上最大的運動範圍。對稱關節的活動度有差別，如左側和右側膝關節、左側和右側肩關節、

左側和右側髖關節往往存在差異，甚至會有明顯的不對稱（左右表現不同，一側的關節活動度大，而另一側的關節活動度小）。

相鄰的關節會相互影響。與鄰近關節相比，如果某個關節的活動度較小，負擔會集中到活動度大的關節上。這就使得活動度大的關節容易損傷，因此要引起注意。例如，如果一個人的髖關節活動度小，會影響與它相鄰的腰椎或者膝關節，或者兩者都會受到影響，導致腰肌勞損或者膝關節疼痛等問題。因此，將關節的活動度保持在正常範圍內是很重要的。關節活動度是身體活動和靈活性的基礎，對中高齡者預防跌倒非常重要。

肩關節的運動與活動度

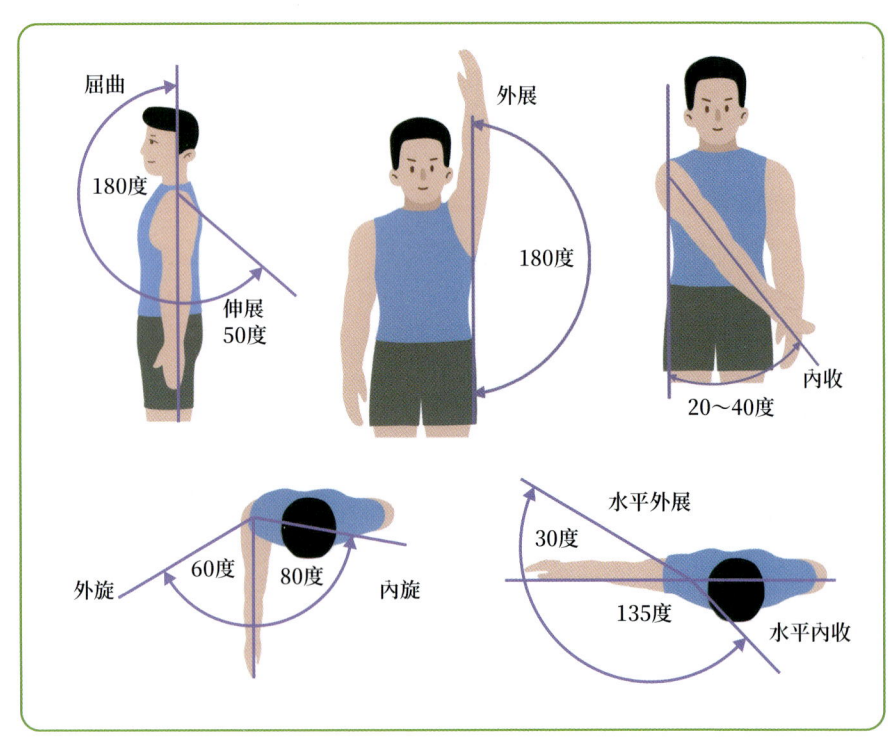

肘關節的運動與活動度

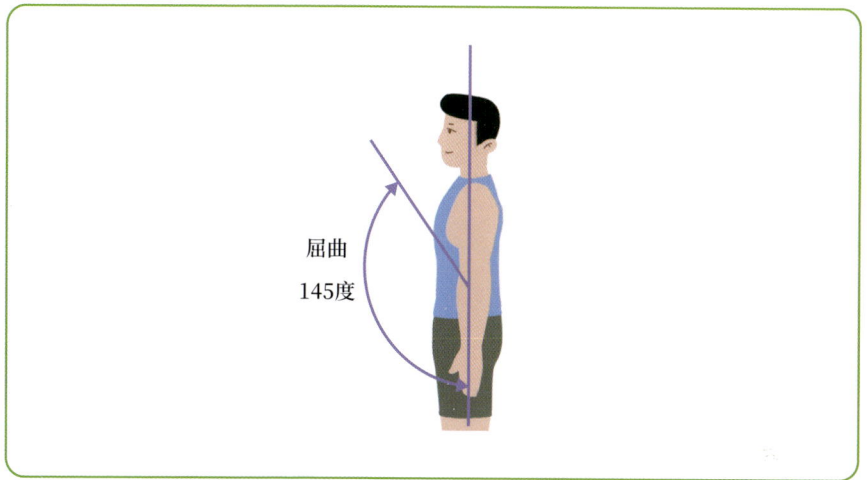

髖關節的運動與活動度

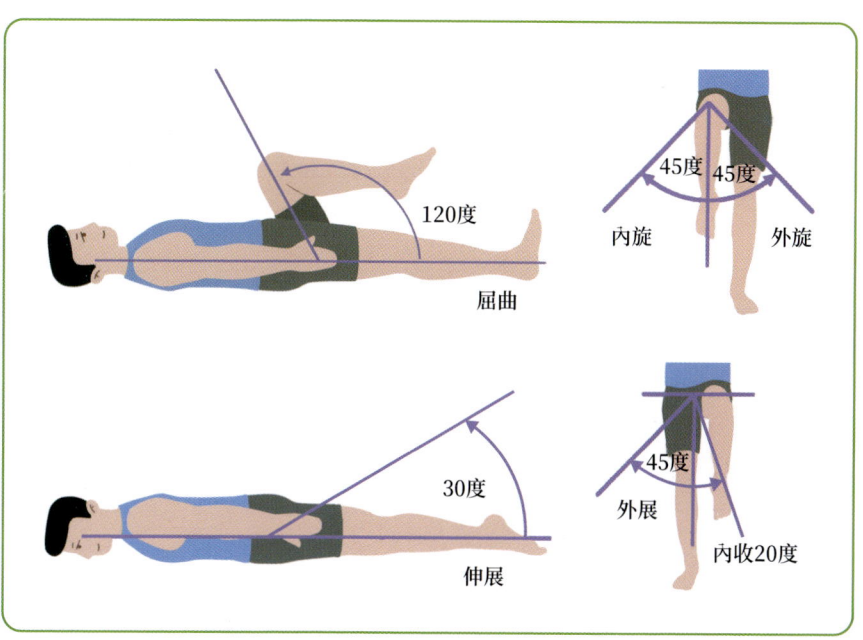

踝關節的運動與活動度

軀幹的運動與活動度

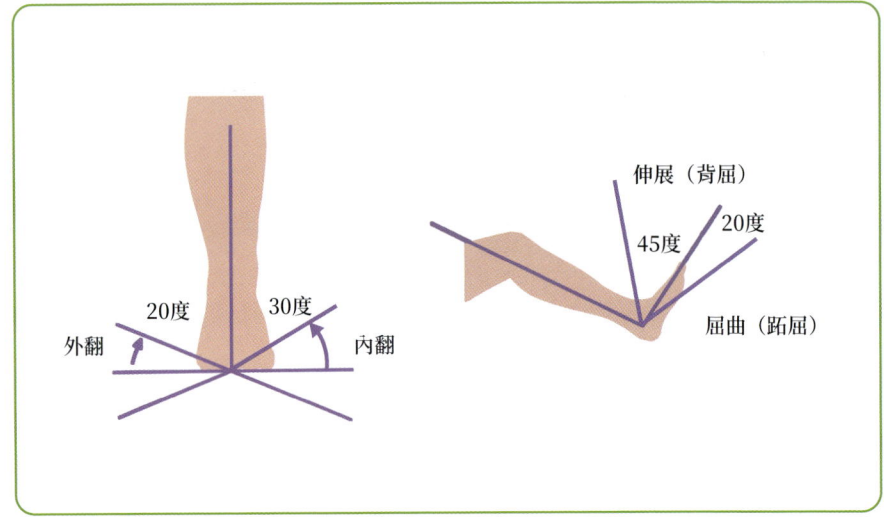

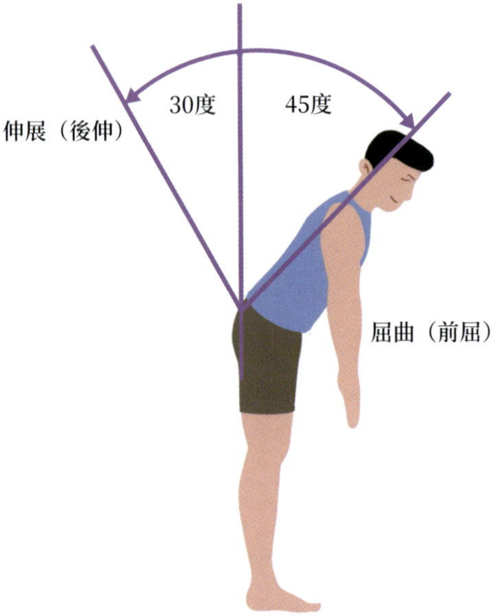

第 2 章 第二節 01
上肢評估及標準
上肢柔軟度的評估方法

第一，站立，一隻手經肩上向背部觸碰，一隻手經腋下向上背部觸碰另一隻手，兩手都盡量碰觸後背中部，中指盡量觸碰或者有觸碰的狀態。

第二，測量兩手中指之間的距離。

第三，若兩隻手未碰觸，記負值（－）。重複測量3次，將最好的成績確定為最終成績。

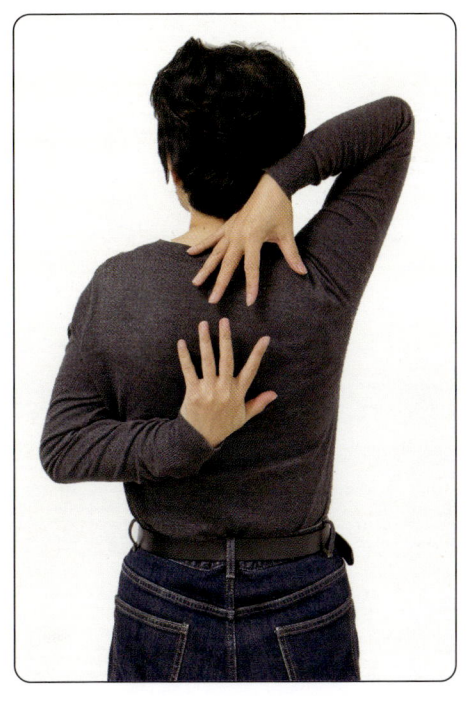

第 2 章
第二節 02 上肢評估及標準
測試注意事項

如果在動作過程中感到疼痛,要立即停止動作。頸部或肩部有傷病（如五十肩、肩袖損傷、神經痛）的人請勿做這個測試。

測試工具：40公分長的直尺。

可以訓練這個動作一段時間後,再進行測試,看看柔軟度是否有提高；也可以將這個動作,作為日常練習的內容。

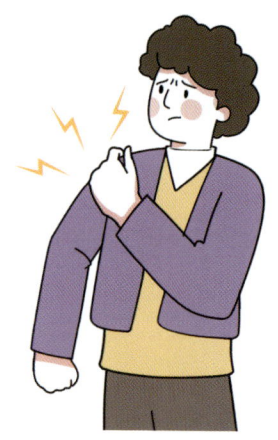

肩周炎（五十肩）

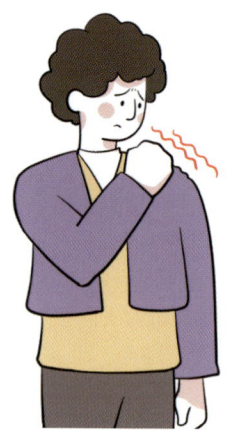

肩袖損傷

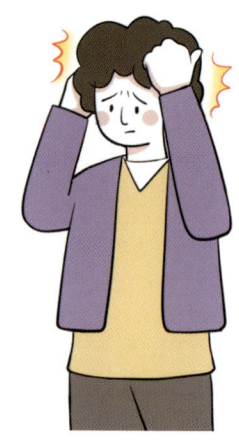

神經痛

第 2 章 第二節 03 上肢評估及標準
上肢柔軟度參考標準

第一，69歲以下的人抓背測試的參考標準。

如果兩隻手的中指輕微碰觸，或者兩隻手的中指之間的距離不超過10公分，上肢的柔軟度就是良好的；如果兩隻手的中指之間的距離超過10公分，則上肢的柔軟度需要提高。如果左側和右側上肢的成績相差4公分，則需要考慮左右不對稱的狀況，加強弱側上肢的柔軟度練習。

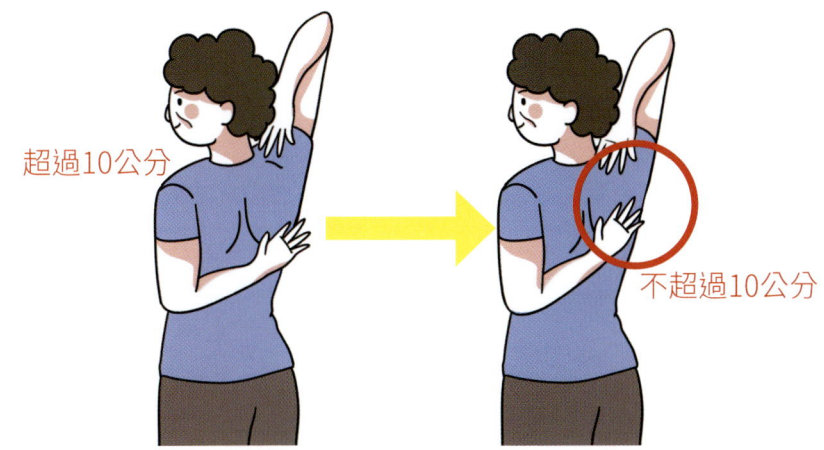

超過10公分 → 不超過10公分

第二，70歲以上老年人背抓參考標準。

項目	性別	70～74歲	75～79歲	80～84歲
抓背（公分 +/－）	女	－10～+2.5	－12.5～+1	－14～0.0
	男	－20～－4.0	－23～－5.0	－24～－5.0

第 2 章 第三節 01

下肢評估及標準
下肢柔軟度評估方法

第一，仰臥，雙腿伸直，雙手放於身體兩側。

第二，膝關節伸直狀態下，慢慢抬腿向胸部靠近，觀察髖關節屈曲的角度。

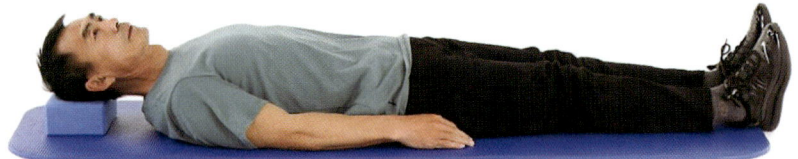

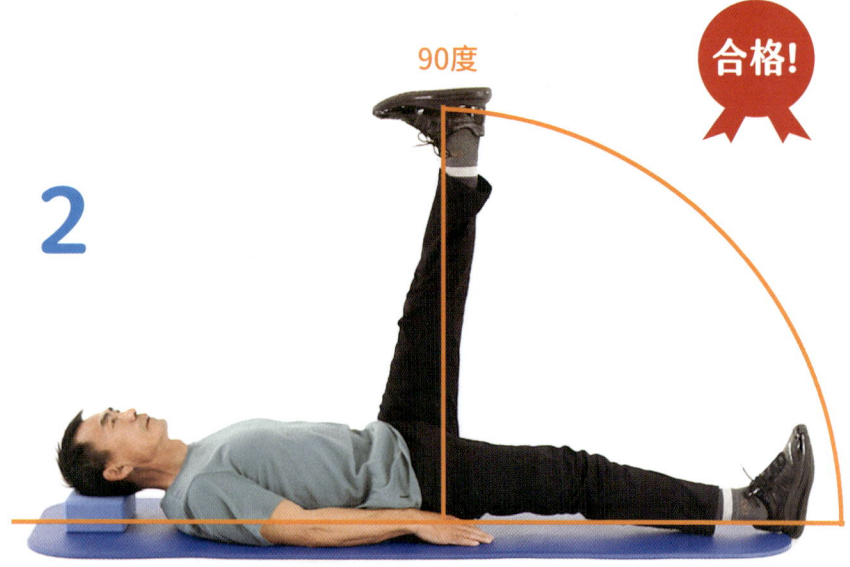

第 2 章 第三節 02 下肢評估及標準
下肢柔軟度參考標準

如果髖關節屈曲達到90度,則下肢的柔軟度是理想的;如果髖關節屈曲小於90度,就要對腿後肌群以及大腿後群的肌肉進行伸展。

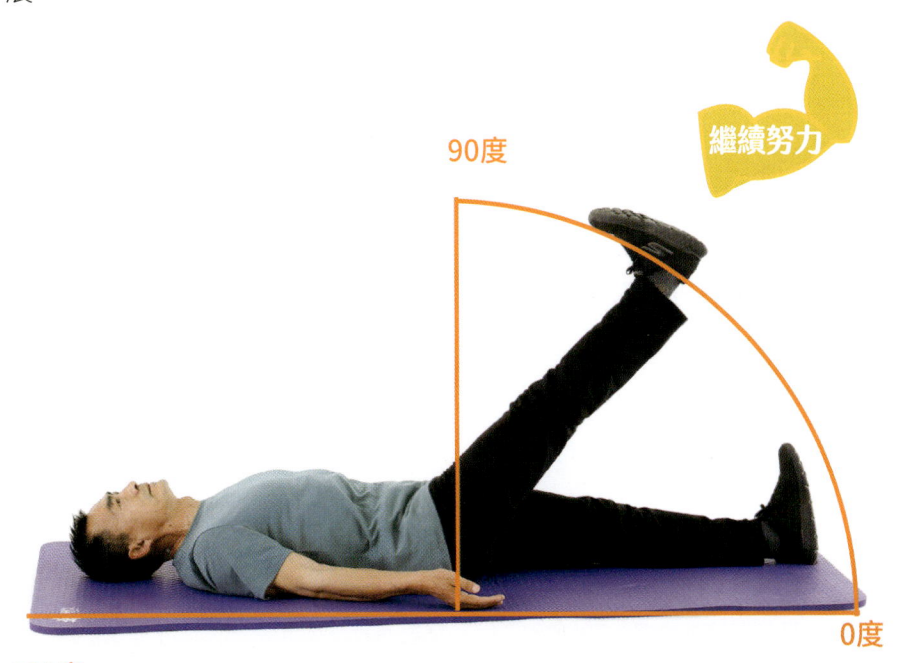

90度

繼續努力

180度

0度

第 2 章 第四節 01 柔軟度整體評估及參考標準
柔軟度整體評估方法

坐姿體前彎是測試人在靜止狀態下的腰部、髖部等關節的活動幅度，它反映這些關節、韌帶和肌肉的伸展性和彈性，是評價身體整體柔軟度，尤其是身體後側的延展性和靈活性的動作。

坐姿體前彎是成年人體質測試標準中的一項指標，有專門的儀器。很多社區活動中心有這種體育器材，測試很方便。

測試方法：

第一，在測試前，做好準備活動，防止拉傷；

第二，測試時，坐在平坦的地面或墊子上，兩腿伸直，不可彎曲膝關節，腳跟併攏，兩隻腳的腳尖分開約15公分。踩在測量器械的垂直板上，雙手併攏往前推。

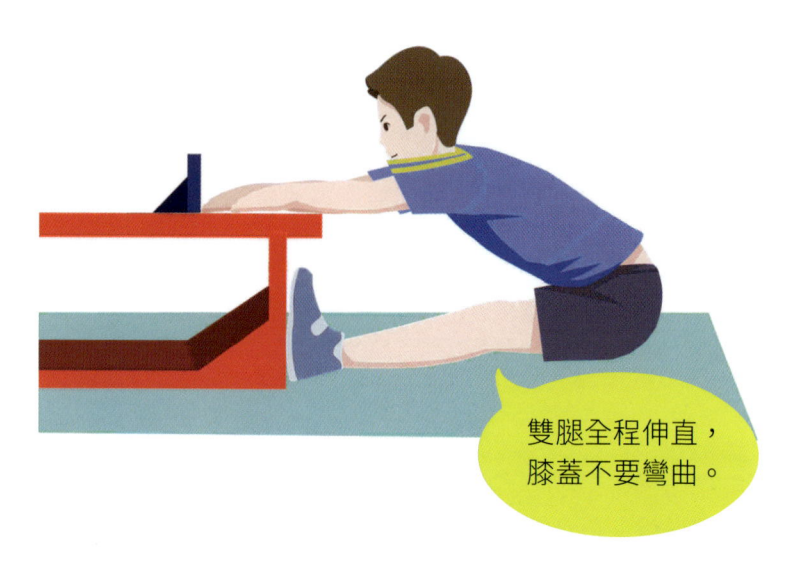

> 雙腿全程伸直，膝蓋不要彎曲。

第 2 章 第四節 02

柔軟度整體評估及參考標準

坐姿體前彎評估參考

您的身體是否需要伸展

● 30～69歲成年人坐姿體前彎評估合格標準對照表（公分）

年齡/歲	男性	女性
30～34	6.5～11.9	8.0～13.3
35～39	5.0～10.7	7.4～12.9
40～44	4.0～9.9	6.6～11.9
45～49	3.3～9.1	6.2～11.8
50～54	2.2～7.9	6.0～11.4
55～59	1.8～7.2	5.8～11.1
60～64	1.0～6.7	5.3～11.3
65～69	-1.5～4.6	4.1～10.0

備註：資料來源自中國成年人柔軟度標準。如果數值大於以上標準的最大值，則柔軟度良好；如果數值小於以上標準的最小值，則柔軟度不合格，需要加強訓練。

第 2 章 第四節 03

柔軟度整體評估及參考標準
70歲（含）以上全身柔軟度評估方法及參考標準

測試工具：約40公分高的椅子、40公分長的直尺。

測試方法：

第一，坐在椅子上，一腿踩地，一腿伸直，伸直的腿勾腳尖；

第二，呼氣，身體前屈，雙手重疊，盡量往腳尖方向伸；

第三，測量中指指尖到腳尖的距離；

第四，若中指指尖未碰觸腳尖，記為負數（－）。

> 患有骨質疏鬆、具有膝（髖）關節置換手術病史及伸展前疼痛的人請勿測試。

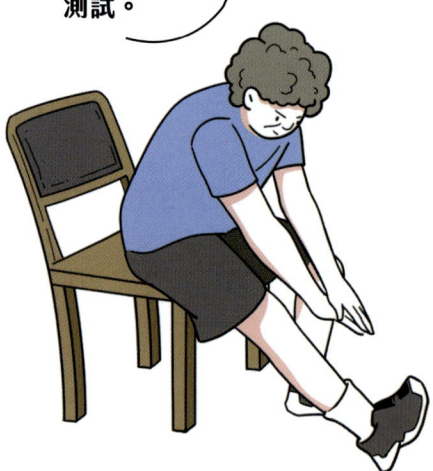

高齡者椅子碰腳測試結果評價對照表（公分+/-）

性別	70～74歲	75～79歲	80～84歲
女性	-10～+2.5	-12.5～+0.2	-14～0.0
男性	-20～-2.5	-22.5～-5.0	-24～-5.0

備註：數值為負值，說明中指沒有碰到腳尖，數值為正值，說明中指超過腳尖。

第 3 章

何種伸展適合您

　　伸展是針對肌肉、筋膜等結締組織的一類訓練，也是與有氧運動、力量訓練併行的第三類訓練，屬於日常訓練中不可缺少的內容，對中高齡者來說更是如此。按照訓練方式的不同，伸展分為靜態伸展、動態伸展、本體感覺神經肌肉誘發術伸展和彈震伸展四類。本章將幫助中高齡朋友瞭解如何選擇適合自己的伸展方式。

第 3 章
第一節 01 靜態伸展
什麼是靜態伸展

靜態伸展是指被動伸展某一塊肌肉或者某一組肌肉，直至感覺到張力增加或者輕微的不適，然後保持這個姿勢至少10秒，盡可能堅持60秒。靜態伸展可以使肌肉、筋膜、韌帶、肌腱逐漸拉長。

靜態伸展的特點

靜態伸展是很常用的伸展方式。它結合了低強度的拉力和較長的持續時間兩個因素，可以高效能擴大關節的活動範圍，提高身體的柔軟度，消除肌肉的疲勞。靜態伸展有利於糾正肌肉不平衡和拉長緊張的肌肉。每天做靜態伸展，會提高肌肉的柔軟度。中高齡者、體弱者都可以進行靜態伸展。

靜態伸展會減弱神經正常啟動肌肉的能力。結締組織的拉長和肌肉的拉長會導致肌肉張力短暫喪失，加上肌肉興奮性的降低，肌肉性能會短暫減弱。

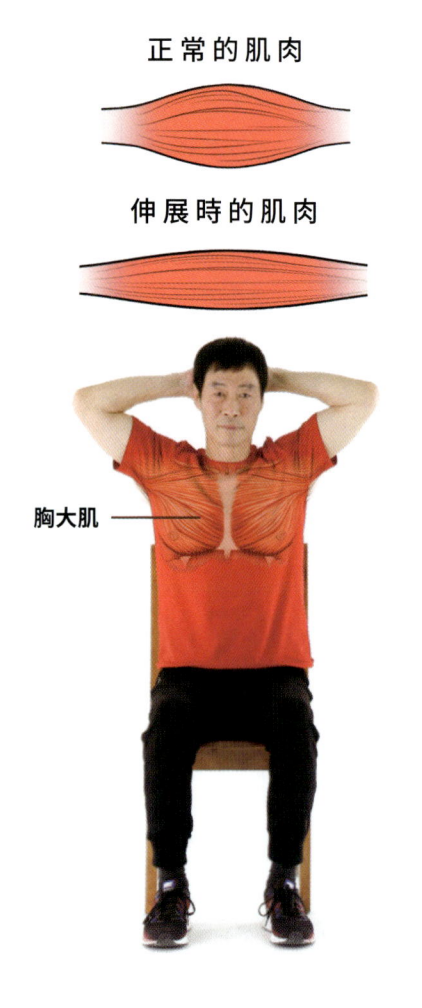

正常的肌肉

伸展時的肌肉

胸大肌

第 3 章 第一節 02

靜態伸展
靜態伸展的時機

第一，由於靜態伸展會減弱肌肉興奮性及肌肉性能，因此，應在主要運動完成後進行靜態伸展。例如在跑步後進行靜態伸展，或者在重量訓練後進行靜態伸展。

第二，如果將靜態伸展作為訓練的主要部分，不管什麼時間都可以進行。

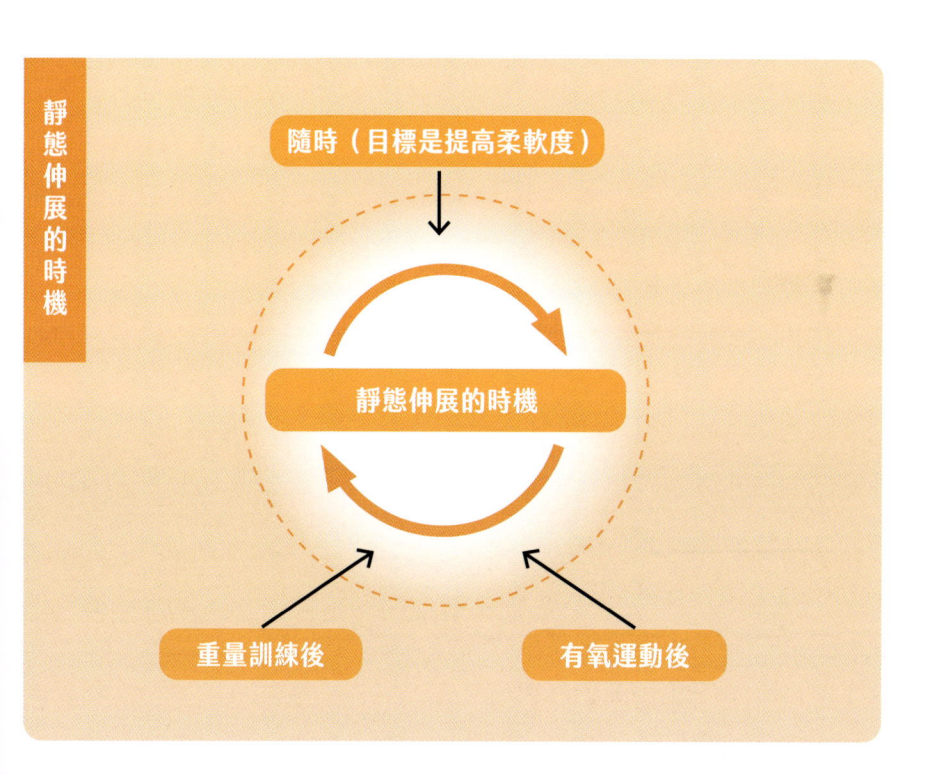

靜態伸展的時機

- 隨時（目標是提高柔軟度）
- 靜態伸展的時機
- 重量訓練後
- 有氧運動後

第3章 第二節

01 動態伸展
什麼是動態伸展

動態伸展是比靜態伸展更加複雜的伸展方式，它是利用體育運動中的特定動作，透過大幅度活動關節，反覆讓肌肉伸長和縮短的伸展方法。其一般採用擺動、跳躍或者其他幅度較大的動作，使四肢達到或略微超過正常承受力的運動範圍。

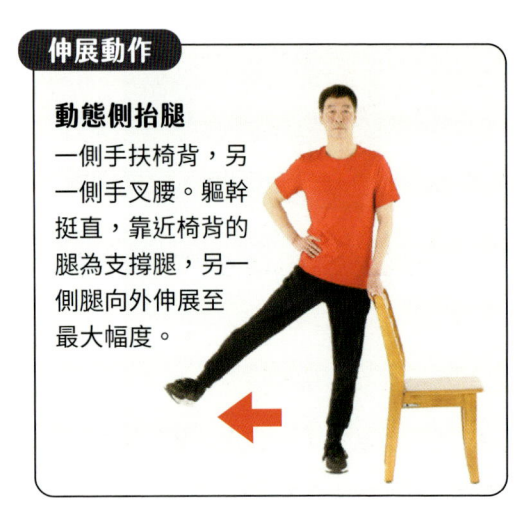

伸展動作

動態側抬腿
一側手扶椅背，另一側手叉腰。軀幹挺直，靠近椅背的腿為支撐腿，另一側腿向外伸展至最大幅度。

動態伸展的好處

第一，保持肌肉的興奮性。動態伸展的時間很短（最多3秒），因此肌肉能夠在不降低興奮性的狀態下被拉長。第二，動態伸展還能啟動本體感受器。本體感受器的適當興奮加上肌肉張力的維持，使被啟動的肌肉細胞的神經元能夠更快地放電，從而使肌肉更快地進行有力的收縮。第三，動態伸展由於增加了肌肉溫度和啟動了本體感受器，增加了在運動中使用部位的柔軟度，有利於更好地發揮運動能力。

做動態伸展時，注意不要憋氣，不要借助慣性。在感覺良好的位置停住，在放鬆狀態下、身體升溫後，進行練習效果較佳。

第 3 章 第二節 02 動態伸展
動態伸展的時機和原則

動態伸展的時機

第一，在動態活動前做動態伸展，如走路、跑步、跳躍、打球等主要活動前，進行動態伸展，可以增強肌肉柔軟度，有利於更好地進行運動。第二，以動態活動為主要目標的練習，隨時都可以進行動態伸展。第三，早晨起床後進行動態伸展，可以放鬆肌肉，促進血液循環。

動態伸展的原則

第一，在熱身中，動態伸展應持續10~15分鐘，或者每次伸展重複10~20次。第二，感受身體的初始位置，確保每一次的伸展都從相同的初始位置開始。第三，動態伸展的運動範圍，只要稍微超出準備活動的運動範圍即可，伸展幅度不需要太大。第四，使用正確的運動技術來模仿在接下來運動中使用肌肉的方式。例如，跑步前，可以透過動態抱膝往胸部抬高大腿。第五，從緩慢的運動開始，並漸進地增加動作範圍和運動幅度，例如，肩部的繞環等動作。

伸展動作

動態抱膝
身體直立站好，一側腿屈膝向上抬起，雙手抱膝向上提拉，另一側腿支撐身體。

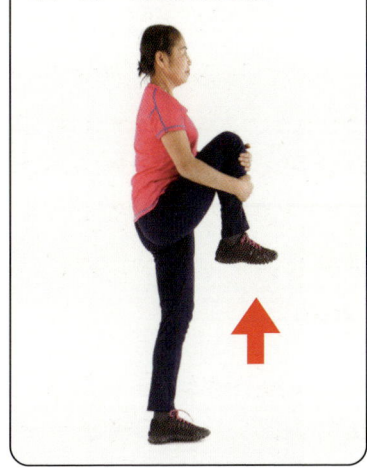

第 3 章

第三節 01

本體感覺神經肌肉誘發術（PNF伸展）
什麼是本體感覺神經肌肉誘發術

本體感覺神經肌肉誘發術，英文縮寫為PNF伸展，是來自國外的一項伸展運動技術。PNF伸展是神經肌肉系統的康復專案之一，可以緩解肌肉緊張、肌肉活動增加所造成的負面影響，對提升肌肉柔軟度非常有效，是一種物理治療技術。其透過目標肌肉收縮來啟動本體感受器，改善神經肌肉的功能，以促進、抑制、加強和放鬆肌群來提高功能運動水準。

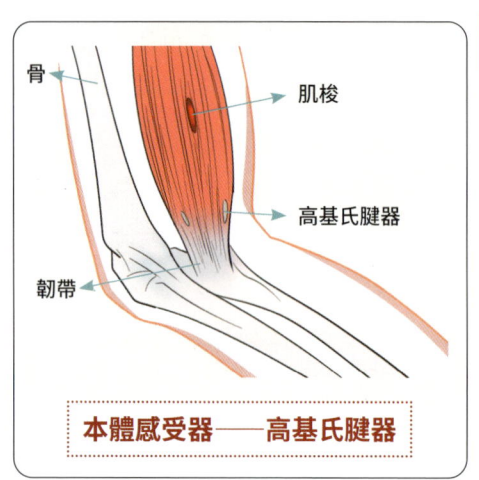

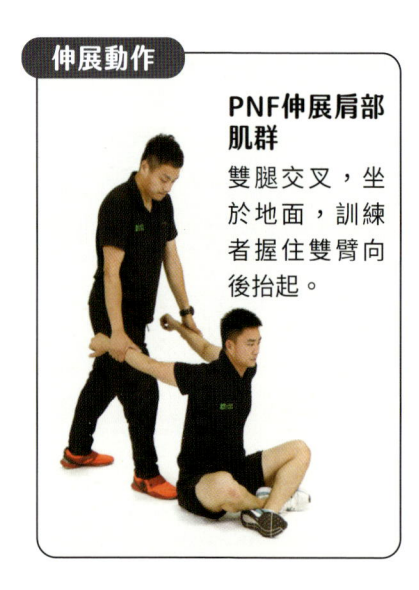

伸展動作

PNF伸展肩部肌群

雙腿交叉，坐於地面，訓練者握住雙臂向後抬起。

骨
肌梭
高基氏腱器
韌帶

本體感受器──高基氏腱器

什麼是本體感受器

在肌肉、肌腱和關節記憶體在著一些感覺神經末梢裝置（本體感受器），它們能夠獲取張力、壓力等資訊，並傳遞給中樞神經系統，讓人能夠感受到肌肉的牽拉感、肌肉的收縮程度和關節的伸展程度等，從而讓身體調節骨骼肌的運動。

PNF伸展

　　與其他伸展方式相比，PNF伸展能夠更充分地結合本體感覺器。PNF伸展的主要做法是在整個關節的運動範圍內或者在運動範圍的極限處，利用主動運動和等長收縮（見下圖）來改善身體的柔軟度。在完成整個範圍的運動後，肌肉放鬆並休息，然後再次進行伸展，在阻力下收縮並完全伸展，使肌肉得到更大限度地伸展。PNF伸展以啟動兩種神經學效應為前提，即交互抑制和等長收縮後的放鬆，能在較短的時間內使肌肉伸展到最大限度，保持增加的運動範圍並增加肌肉力量。

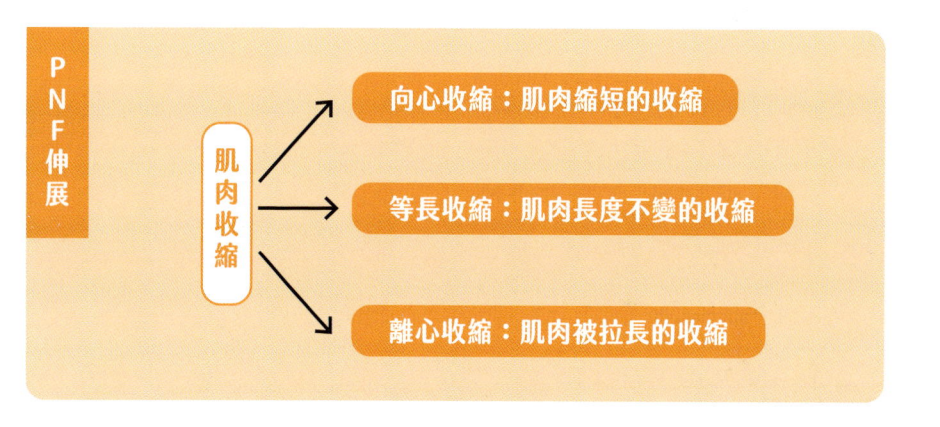

PNF伸展

肌肉收縮
- 向心收縮：肌肉縮短的收縮
- 等長收縮：肌肉長度不變的收縮
- 離心收縮：肌肉被拉長的收縮

等長收縮：又稱靜力收縮，肌肉在收縮時長度不變而張力增加。

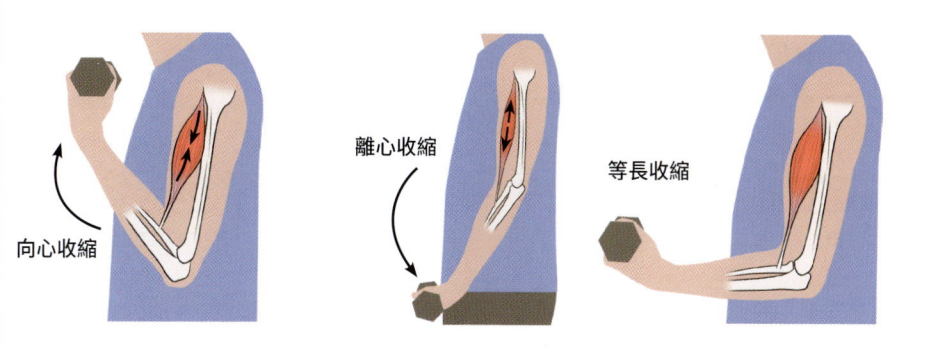

向心收縮　　　離心收縮　　　等長收縮

第三節 本體感覺神經肌肉誘發法伸展（PNF伸展）
本體感覺神經肌肉誘發術的方法

PNF伸展的三個步驟如下。

第一步

受訓者主動移動肢體
- 使目標肌肉的伸展幅度達到最大。

第二步

訓練員給受訓者一個阻力
- 訓練員給受訓者一個阻力，伸展者對抗阻力的同時等長收縮，保持對抗6秒。

第三步

受訓者主動加大肢體伸展幅度
- 加大肌肉的伸展幅度，使肢體產生更大的活動範圍。

舉例說明PNF伸展。假設伸展大腿後側肌肉（腿後肌群）。第一，受訓者仰臥在墊子上，一隻腿拉直抬高向胸部方向移動到最大幅度，感到大腿後側肌肉有牽拉感。第二，在此位置，搭檔或者訓練員提供一個與之相匹配的阻力，受訓者等長收縮對抗阻力，保持6秒。第三，受訓者放鬆，進一步抬高肢體，使大腿後側肌肉的伸展幅度增大。如此循環，到最大幅度即可。

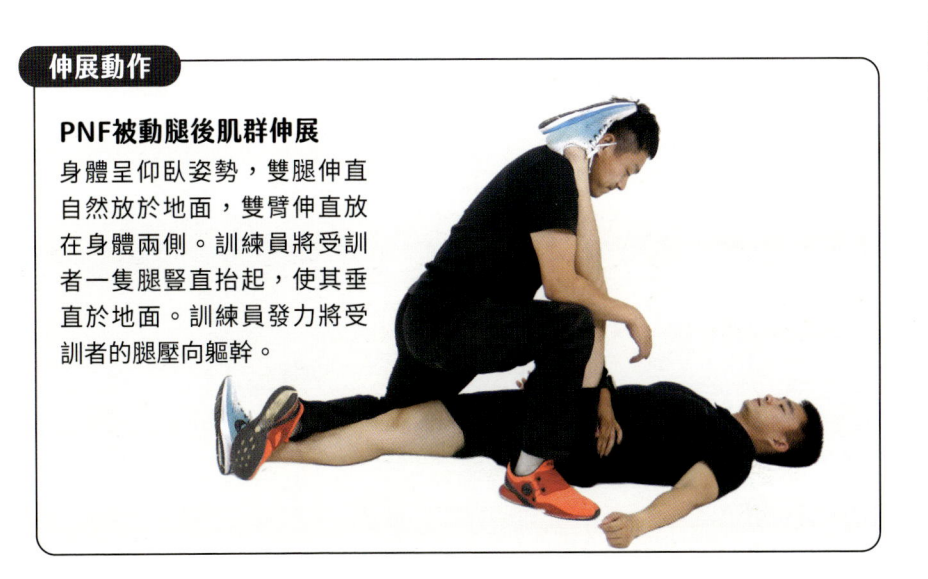

> **伸展動作**
>
> **PNF被動腿後肌群伸展**
> 身體呈仰臥姿勢，雙腿伸直自然放於地面，雙臂伸直放在身體兩側。訓練員將受訓者一隻腿豎直抬起，使其垂直於地面。訓練員發力將受訓者的腿壓向軀幹。

進行PNF伸展時，需要有熟悉伸展的訓練員、專業教練或物理治療師在場，在其幫助下進行PNF伸展。PNF伸展是主動的。受訓者可以透過這種技巧輕鬆地改善柔軟度，因此會樂意進行主動伸展。透過PNF伸展，受訓者可以學會為自己伸展，更好地瞭解自己的身體，更好地控制身體。越來越多的人在使用這種新型的伸展技術。

第 3 章 第三節 03 本體感覺神經肌肉誘發法伸展（PNF伸展）
PNF伸展的時機

要參加運動的人，適合在運動後進行PNF伸展。在運動前進行PNF伸展，運動能力會減弱。為了獲得良好的運動效果，一般在運動後進行PNF伸展。將PNF伸展作為日常訓練的人，什麼時間進行都是合適的。當然，在熱身後進行效果會更好。

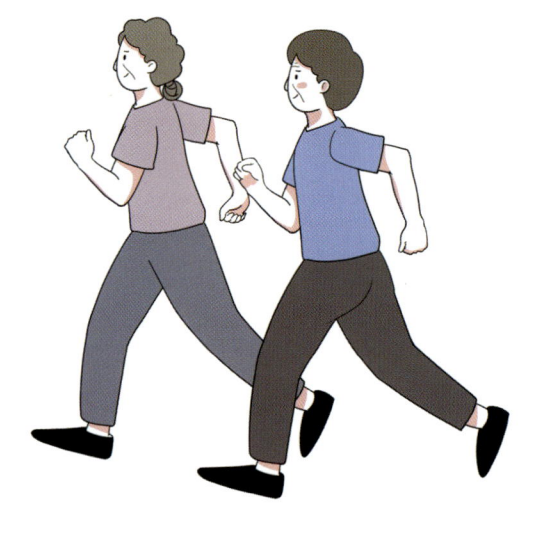

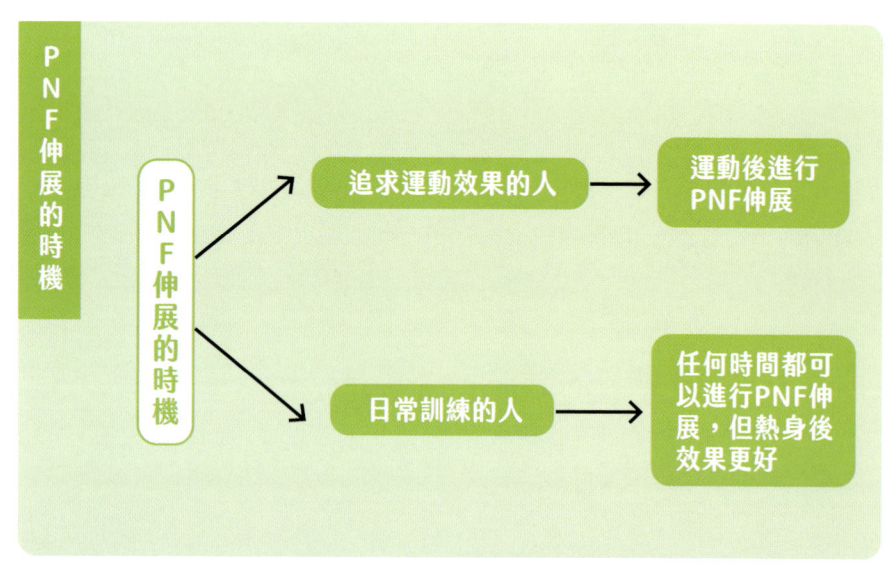

PNF伸展的時機

- PNF伸展的時機 → 追求運動效果的人 → 運動後進行PNF伸展
- PNF伸展的時機 → 日常訓練的人 → 任何時間都可以進行PNF伸展，但熱身後效果更好

第 3 章
第四節 彈震式伸展
什麼是彈震式伸展

彈震式伸展是利用身體的重量或者每次振動所產生的動量，來快速增加運動範圍，使關節的運動範圍超過正常的運動範圍。其是利用震動而不需要保持伸展動作的一種伸展方式。

彈震式伸展的特點

該伸展方式會啟動肌肉的牽張反射，即牽拉肌肉時，引起肌梭內感覺神經末梢興奮，進而引起運動神經元興奮，導致被伸展肌肉產生與牽拉方向相反的收縮。很多人認為，對於緊繃的肌肉，彈震式伸展有可能造成肌肉或肌腱損傷。

彈震式伸展的適用範圍

這種伸展僅限於準備進行劇烈運動的、身體素質較高的和有伸展基礎的運動者。沒有伸展經驗、年齡較大以及肌肉比較緊繃的人，不建議使用彈震式伸展。

第 3 章
第五節 01
如何選擇伸展方式
4種伸展方式的總結

第一 靜態伸展
- 靜態伸展是簡單的伸展方式，幾乎適合所有人。在掌握了具體肌肉的伸展方法和注意事項後，就可以進行練習。

第二 動態伸展
- 動態伸展一般用在運動前或者單獨使用，一般與即將進行的運動項目所需的動作技術相結合，使用者需要具備一定的訓練基礎。

第三 PNF伸展
- PNF伸展需要受訓者與訓練員配合，透過主動用力完成伸展。PNF伸展見效快，結合本體感覺器發揮作用。一般用於康復治療和日常伸展，也可在訓練後進行。

第四 彈震伸展
- 肌肉緊張或者年齡較大的人，不建議使用此伸展方式。

第 3 章 第五節 02

如何選擇伸展方式
4種伸展方式的特點及注意事項

第 3 章　何種伸展適合您

● 4 種伸展方式的特點及注意事項

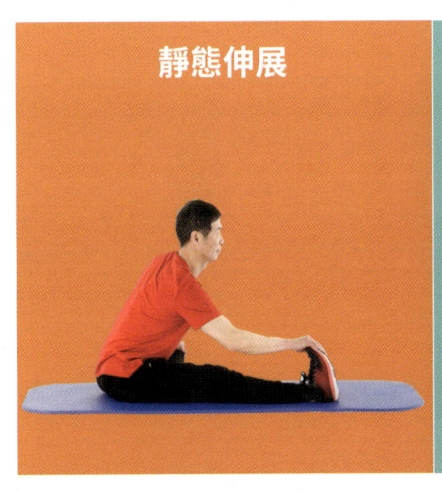

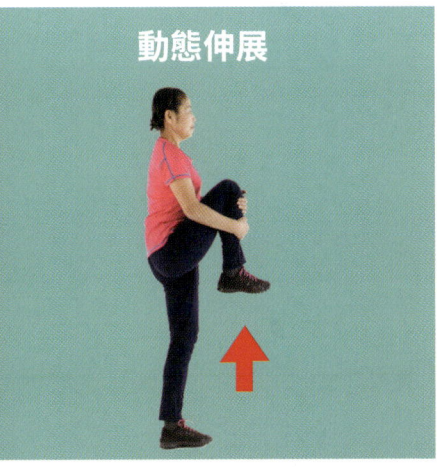

靜態伸展 ｜ **動態伸展**

靜態伸展		動態伸展
緩慢伸展到終點停止不動，可進階	練習方式	在關節活動範圍內有控制地主動伸展
10～30秒	時間	3～5秒
3～5 組，累計 1 分鐘及以上	組數	1～3組
肌肉放鬆	肌肉狀態	肌肉主動用力
受傷後肌肉恢復	運動時機/適用者	運動前，運動員適用
適合中高齡，安全的伸展方式	注意事項	早晨起床後，熱身中或熱身後進行

045

第 3 章 何種伸展適合您

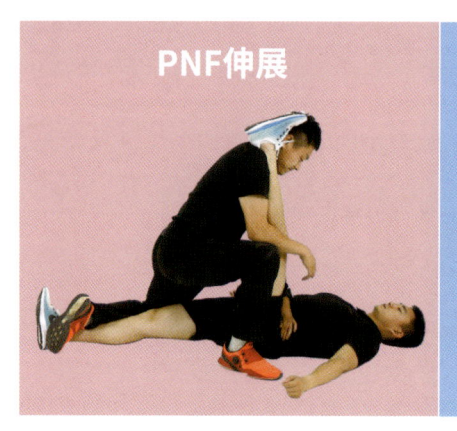

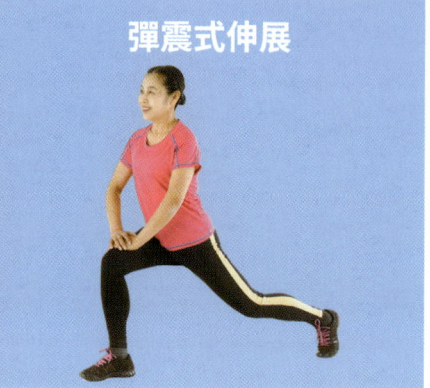

PNF伸展	練習方式	彈震式伸展
在關節範圍內等長收縮—放鬆	練習方式	肌肉快速振動，對控制要求高
等長收縮6秒—放鬆6秒—被動伸展	時間	15～60秒
3～5組	組數	1～3組
肌肉放鬆—等長收縮對抗	肌肉狀態	肌肉主動用力
傷後康復，運動員適用	運動時機/適用者	運動員適用
需要協助，可以借助器械	注意事項	不適合高齡者

046

第4章

身體不同部位的伸展動作

無論進行何種運動,伸展都是必不可少的環節,它具有充分熱身、放鬆肌肉、減輕疲勞、避免肌肉痙攣的效果。本章介紹針對全身不同部位的伸展動作。

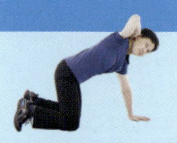

第4章 身體不同部位的伸展動作

第一節 頸、肩、上肢伸展動作

頸、肩、上肢伸展 01

下巴觸胸

訓練益處 緩解頸部後側肌肉緊張，有助於消除頸後「烏龜頸」、「富貴包」，改善頭前引，改善頸椎周圍不適。

均勻呼吸

目視前方

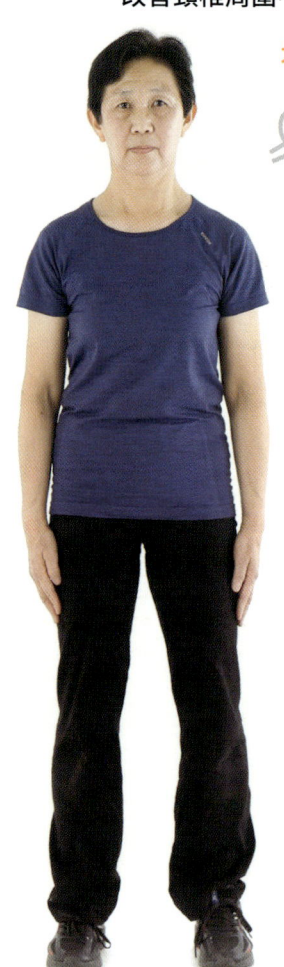

雙腳分開與肩同寬

1

站立，雙腳分開與肩同寬，腳尖朝前，頭部上頂，兩臂下垂，放於身體兩側。

> **目標肌群**

伸展頸部後方肌群——斜方肌、頭最長肌、頭半棘肌、頭夾肌、斜角肌。

停留 1～2秒

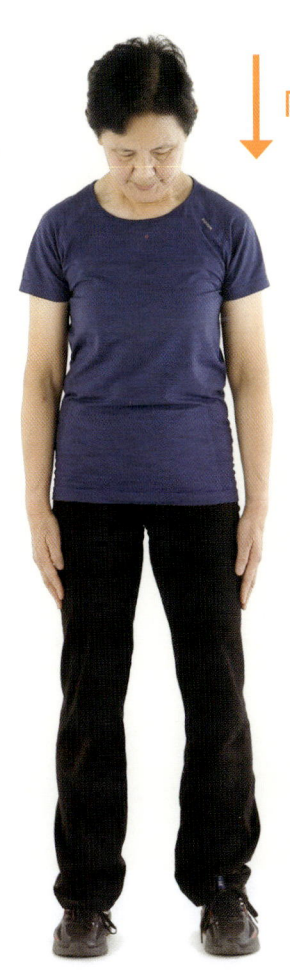

向下低頭

感受頸部肌群有中等程度的牽拉感！

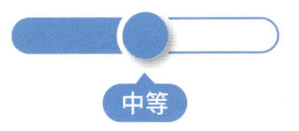

中等

教練提示　動作要點

下巴盡量往胸部靠近。

2

臉朝前方，身體保持直立，緩慢低頭，下巴盡量向胸部靠近，感受到頸部肌肉有牽拉感。慢慢抬頭，回到初始姿勢。重複以上步驟。

第4章　身體不同部位的伸展動作

第4章 身體不同部位的伸展動作

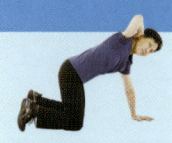

頸、肩、上肢伸展 02

四向點頭

訓練益處：全面緩解頸部肌肉緊張，放鬆頸部關節，改善頸後烏龜頸、富貴包、頭前引等不良姿態。

雙腳分開與肩同寬

向下低頭

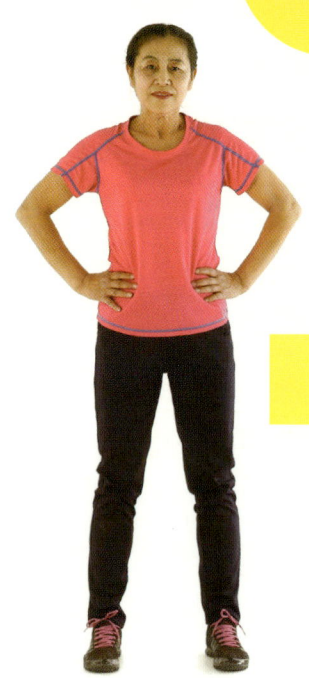

1 站姿，軀幹保持正直，雙手叉腰。

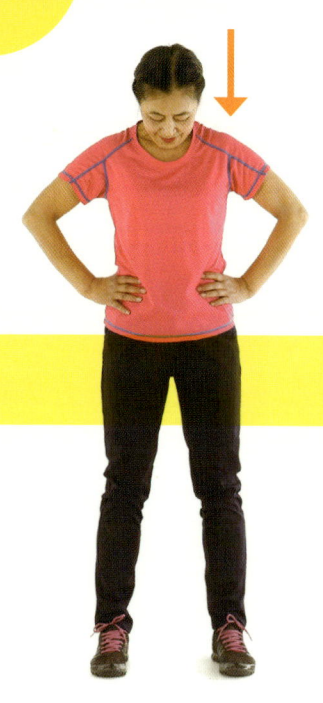

2 緩慢向下低頭，緩慢回到直立狀態。

050

▶ **目標肌群**

全方位伸展頸部肌群——斜方肌、胸鎖乳突肌、枕下肌、夾肌、斜角肌。

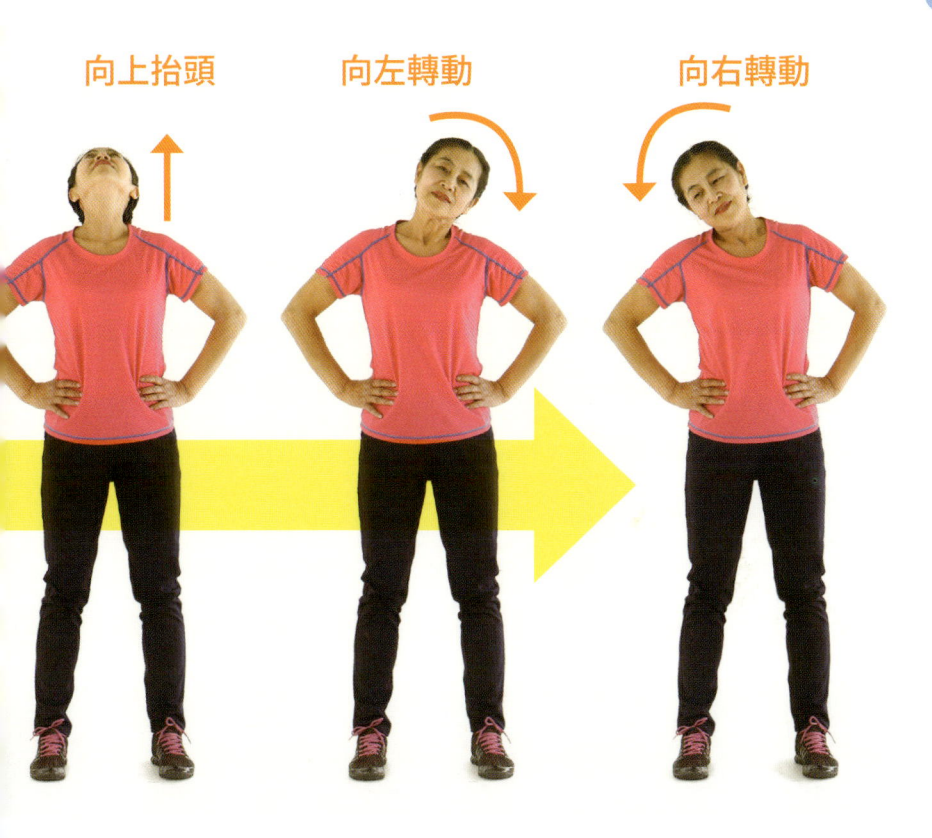

第4章 身體不同部位的伸展動作

向上抬頭　　向左轉動　　向右轉動

3
頭部緩慢向後仰，緩慢回到直立狀態。

4
頭部緩慢向左轉動，緩慢回到直立狀態。

5
頭部緩慢向右轉動，緩慢回到直立狀態。重複以上步驟。

第4章 身體不同部位的伸展動作

身體不同部位的伸展動作

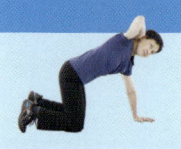

頸、肩、上肢伸展 03

跪式推肩

訓練益處：緩解肩部肌肉緊張，提高肩關節靈活性，改善肩部不適、含胸駝背等。

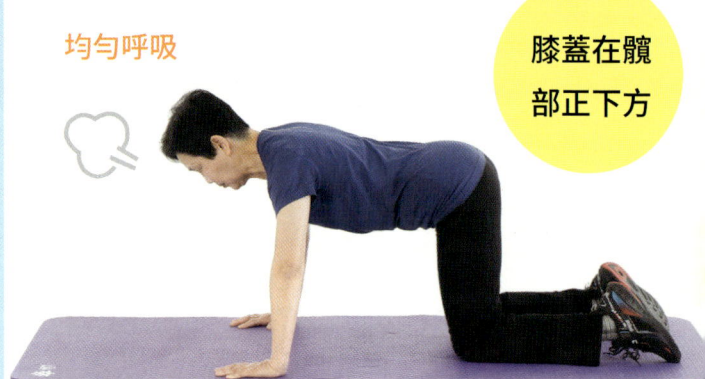

均勻呼吸

膝蓋在髖部正下方

1

跪撐姿勢，雙腳、雙膝、雙手貼地，雙手距離略大於肩寬。

教練提示 動作要點

運動過程中，動作速度略慢，在伸展側肩部距離地面最遠時，短暫停留，充分伸展肩部內側肌群。

> ▶ 目標肌群

伸展肩部前方肌群——三角肌前束、胸大肌。

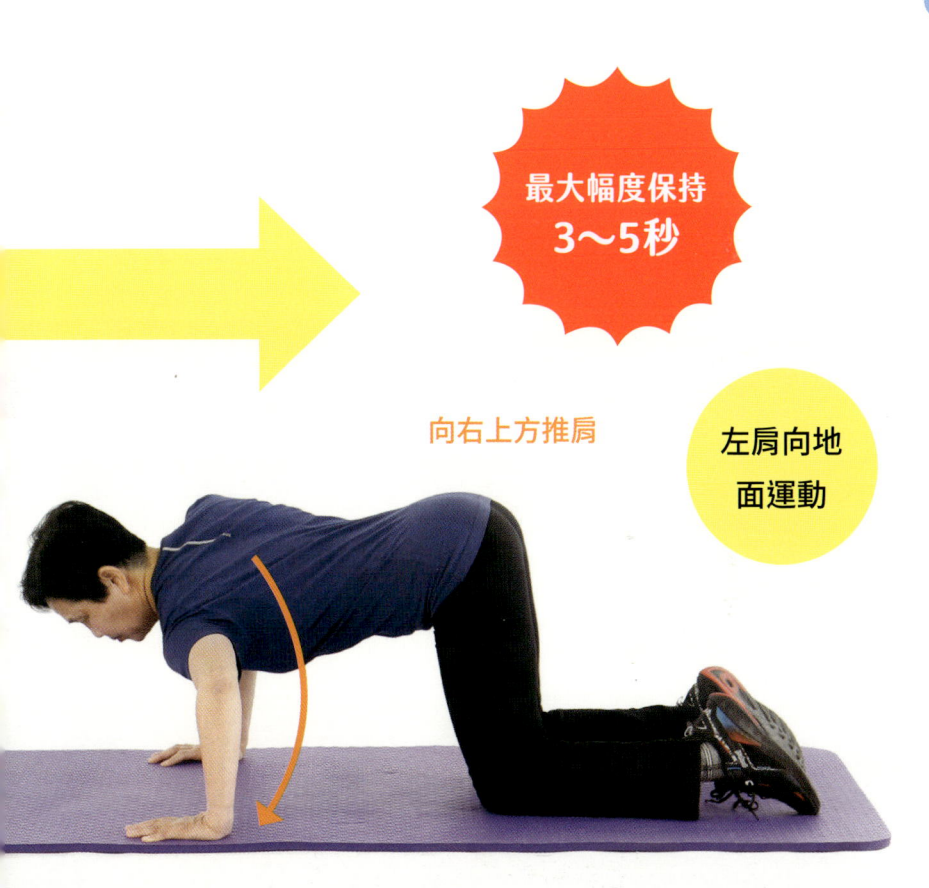

第 4 章 身體不同部位的伸展動作

最大幅度保持 **3～5秒**

向右上方推肩

左肩向地面運動

2

屈肘，慢慢將右肩向天空方向推動，感覺左肩上方內側有明顯的牽拉感，保持3～5秒。回到起始姿勢，重複以上步驟，換左側肩，兩肩交替練習。

第4章 身體不同部位的伸展動作

身體不同部位的伸展動作

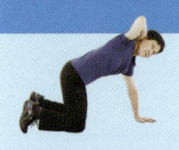

頸、肩、上肢伸展 04

直臂前伸旋轉

訓練益處｜緩解肩部和手臂肌肉緊張，提高肩關節靈活性，緊致手臂，改善肩部不適。

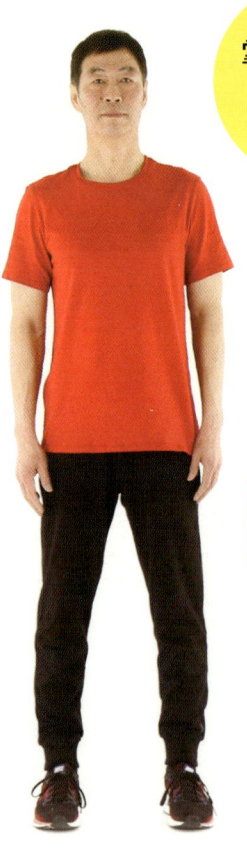

掌心相對，五指分開

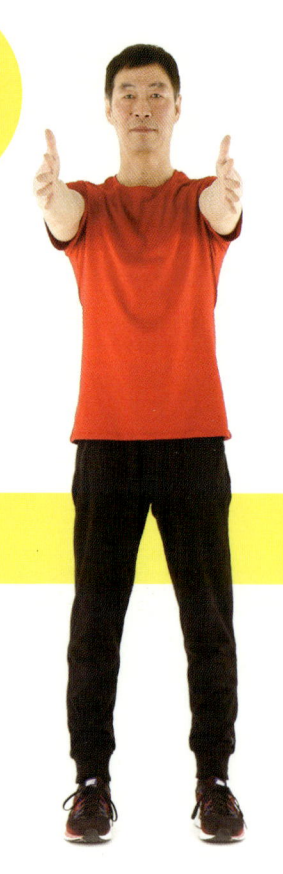

1
雙腳分開站立，與肩同寬，面向前方。

2
雙臂直臂前伸，與肩同高，掌心相對，手指分開。

> **目標肌群**

活化大臂肌群——三角肌、肱三頭肌、肱二頭肌。

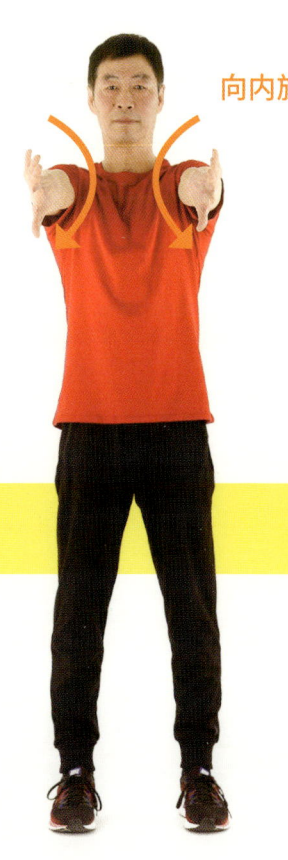

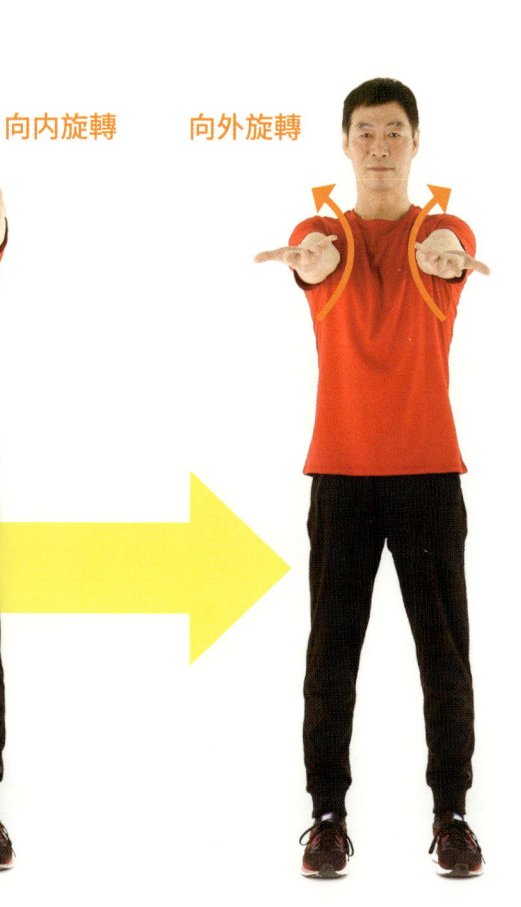

第 4 章　身體不同部位的伸展動作

向內旋轉　　向外旋轉

3
雙臂伸直向內旋轉至最大幅度，略停頓，感受上臂周圍肌肉的牽拉感。

4
雙臂向外旋轉到最大幅度，回到起始姿勢。重複以上步驟。

直臂後伸旋轉

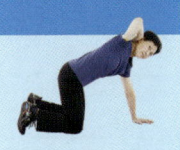

頸、肩、上肢伸展 05

訓練益處：緩解肩部和手臂肌肉緊張，提高肩關節靈活性，改善肩部不適。

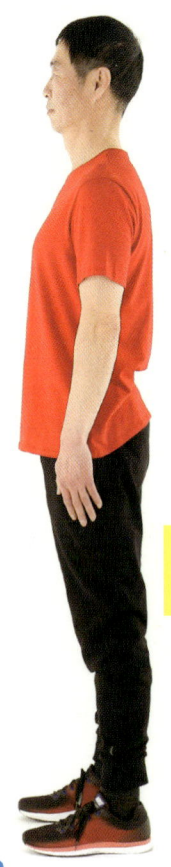

雙腳分開與肩同寬

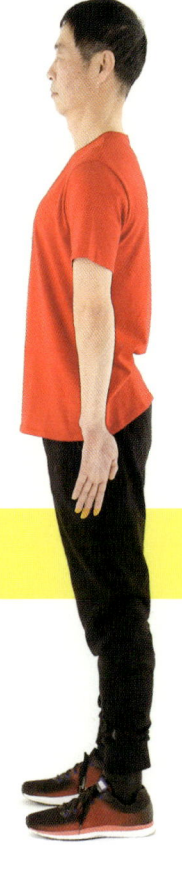

1 站立，雙腳分開與肩同寬，雙臂伸直自然垂於身體兩側。

2 沉肩，臂拉直，同時掌心向外旋轉。

第 4 章　身體不同部位的伸展動作

▶ 目標肌群

伸展大臂肌群──三角肌、肱二頭肌、肱三頭肌。

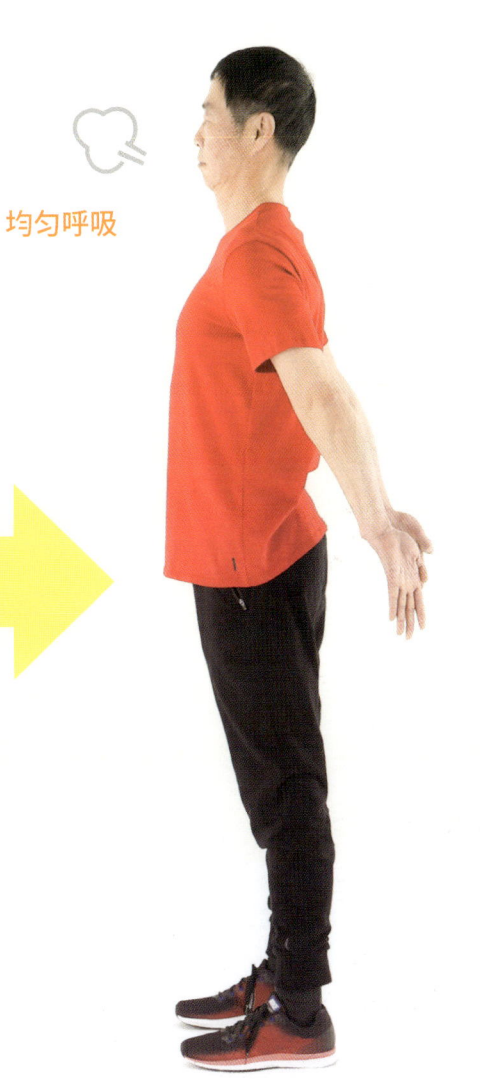

均勻呼吸

最大幅度保持
3～5秒

教練提示　動作要點

整個動作過程中要沉肩，臂伸直，動作緩慢，在最大旋轉幅度的位置稍停頓。

3

手臂向身體後上方慢慢舉起，同時，掌心內外都旋轉到最大幅度，感覺手臂上部有較強的牽拉感，保持3～5秒。回到起始姿勢。重複以上步驟。

身體不同部位的伸展動作

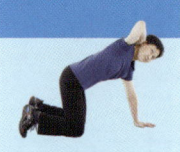

頸、肩、上肢伸展 06

手腕屈伸

訓練益處：緩解手腕周圍肌肉的僵硬，提高手腕的靈活性，緩解手腕部不適。

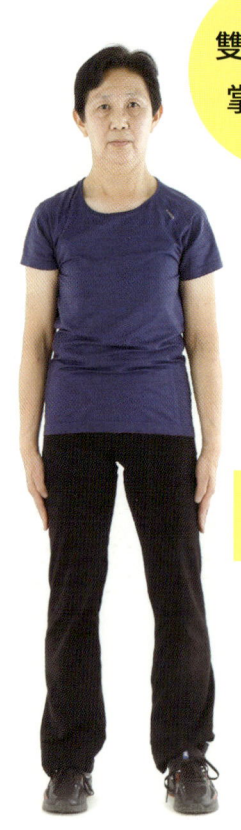

雙臂平舉，掌心相對

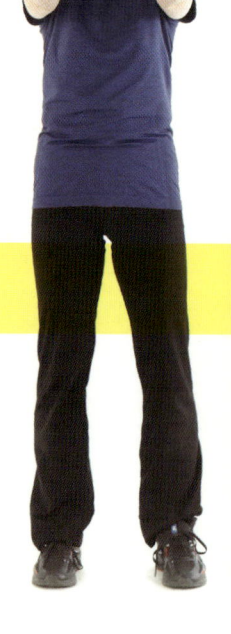

1 站立，雙腳分開與肩同寬，雙腳腳尖朝前。

2 沉肩，雙臂伸直前平舉，掌心相對。

第 4 章　身體不同部位的伸展動作

▶ 目標肌群

伸展腕部肌群——橈側腕屈肌、尺側腕屈肌、橈側腕伸肌和尺側腕伸肌。

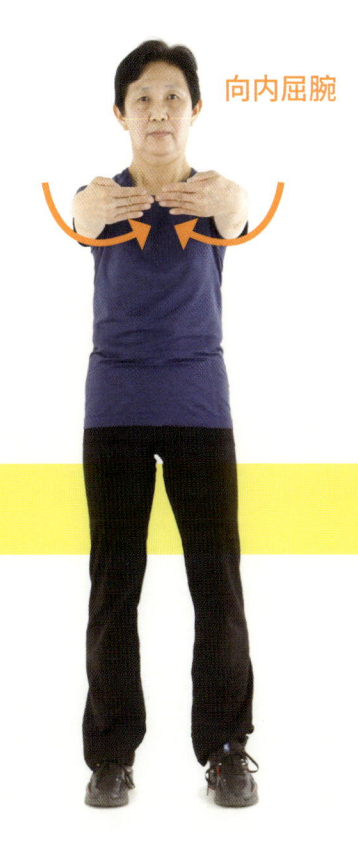

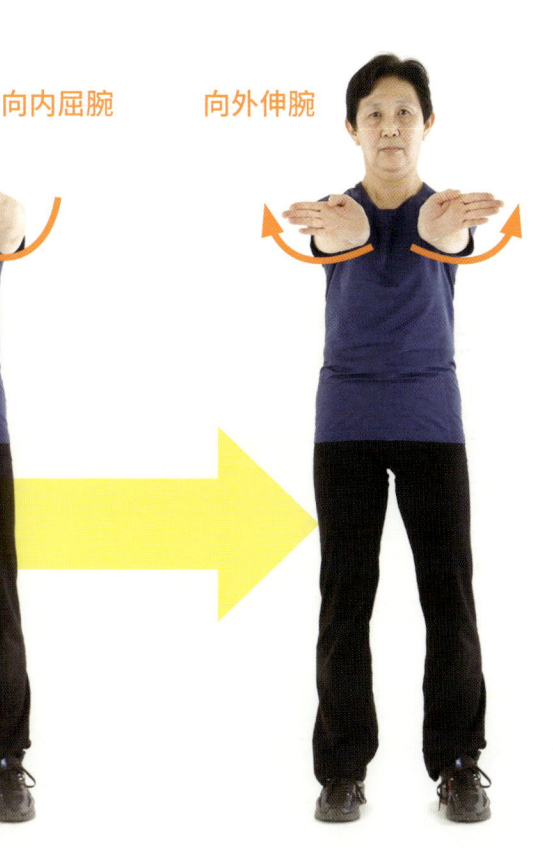

第4章 身體不同部位的伸展動作

向內屈腕　　　向外伸腕

3
屈腕使掌心朝向胸部,一直屈腕到最大程度,感覺腕部肌肉有較強的牽拉感,稍停頓。

4
伸腕使掌心朝外,手背朝向胸部。緩慢回到起始姿勢。重複以上步驟。

059

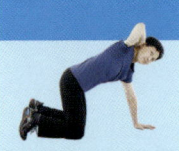

頸、肩、上肢伸展 07

手指彈琴

身體不同部位的伸展動作

訓練益處：緩解手指周圍肌肉的僵硬，提高手的靈活性，改善手部末梢血液循環。

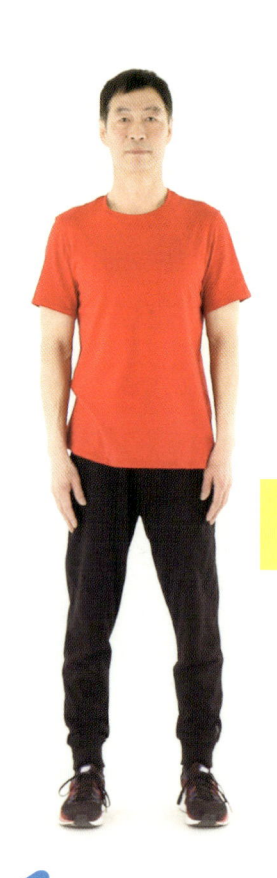

1
站立，雙腳分開與肩同寬，雙腳腳尖朝前。

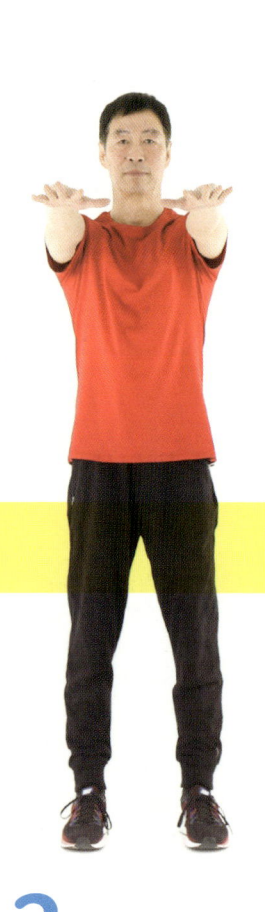

2
沉肩（肩帶下壓），分開手指，兩臂伸直向身體前方伸出，掌心向下。

第 4 章　身體不同部位的伸展動作

060

▶ 目標肌群

活動手指肌群——手指屈肌、手指伸肌。

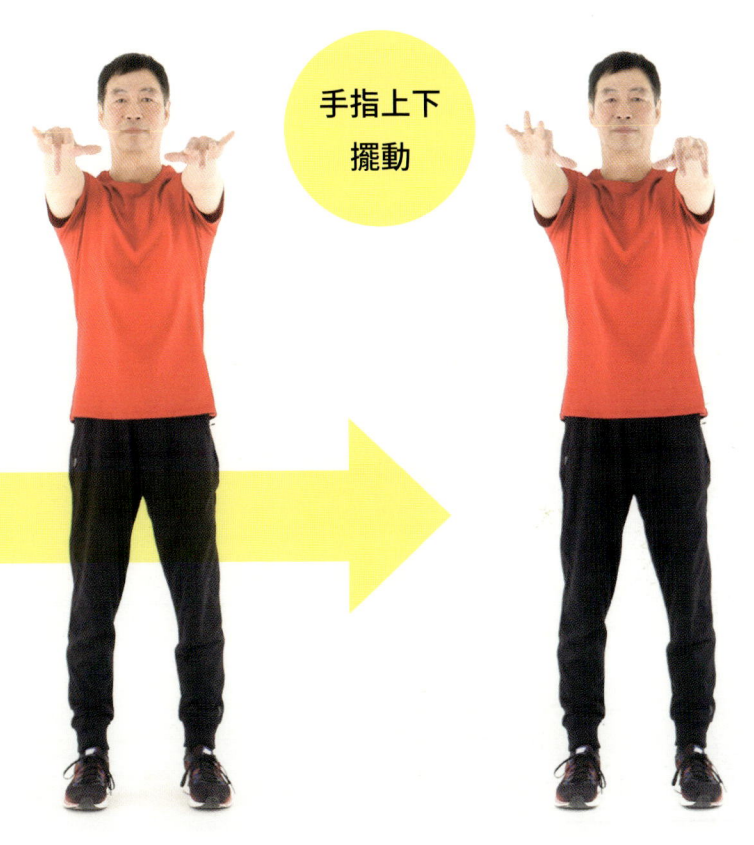

手指上下擺動

第4章 身體不同部位的伸展動作

3
像彈鋼琴一樣上下擺動手指,直到手指根部有較強的牽拉感。

第4章 身體不同部位的伸展動作

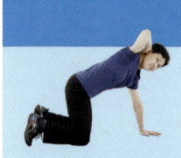

頸、肩、上肢伸展 08

太極起式

訓練益處：放鬆身體，緩解軀幹和上肢肌肉僵硬緊張，改善呼吸功能。

教練提示！動作要點

雙手在頭部兩側伸直打開。

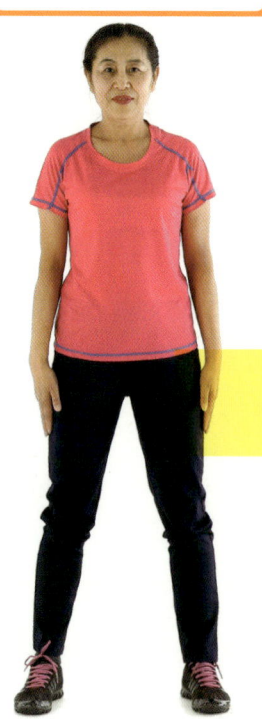

1 站立，雙腳分開與肩同寬，腳尖朝前，雙臂下垂於身體兩側。

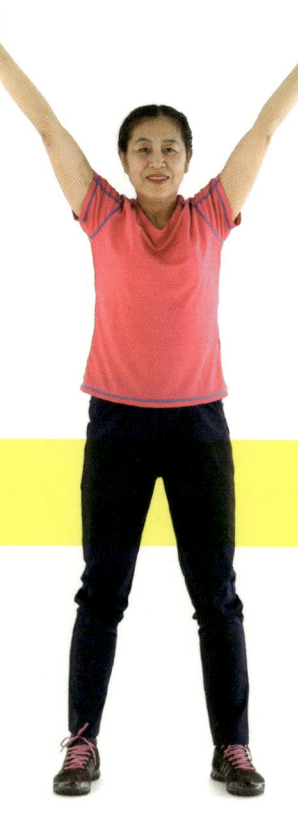

2 雙臂伸直從身體兩側向上伸展。

062

▶ 目標肌群

伸展和活化主要肌群——背闊肌、胸大肌、三角肌。

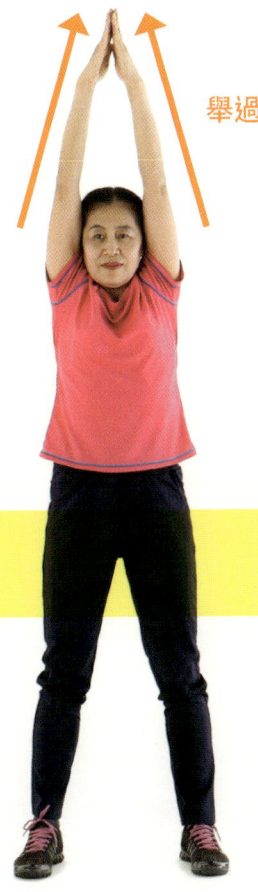

舉過頭頂

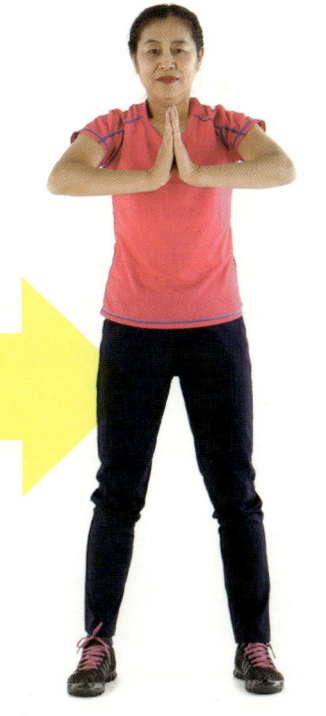

3
雙手舉過頭頂。

4
保持掌心相對，雙手合攏，下移在胸前，稍停頓，回到起始姿勢。重複一定的次數。

第4章 身體不同部位的伸展動作

063

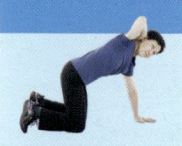

第二節 軀幹伸展動作

軀幹伸展 01 跪姿轉體

訓練益處：緩解下背部僵硬緊張,增加背部靈活性,緩解下背部不適。

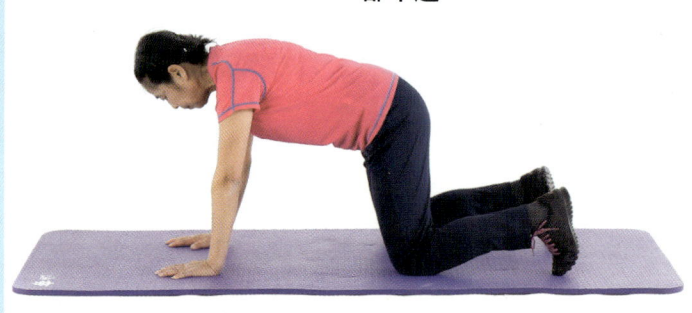

1 跪姿,俯身,雙手與肩同寬,五指分開撐墊。

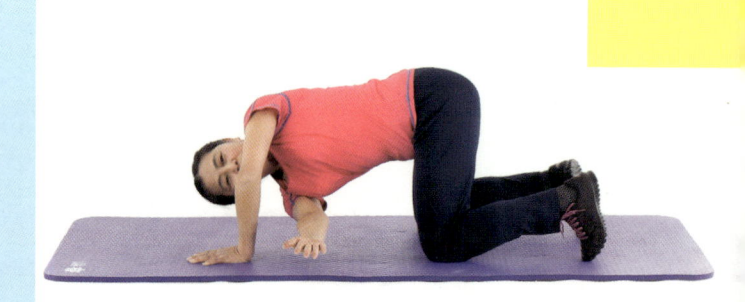

2 左臂屈肘下壓,右臂伸直,從軀幹下方穿過,右側背部下壓,脊柱向左側旋轉,直到感覺右側後下背部有較強的牽拉感。

▶ 目標肌群

伸展背部肌群——背闊肌。

第 4 章 身體不同部位的伸展動作

教練提示 動作要點

軀幹盡量旋轉，手臂盡量向遠伸。如果有明顯的疼痛，立即停止動作。

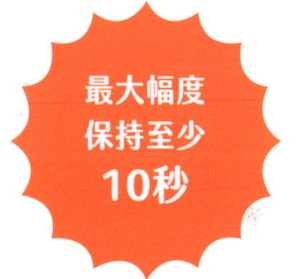

最大幅度保持至少 10秒

感受背部肌群有較強程度的牽拉感！

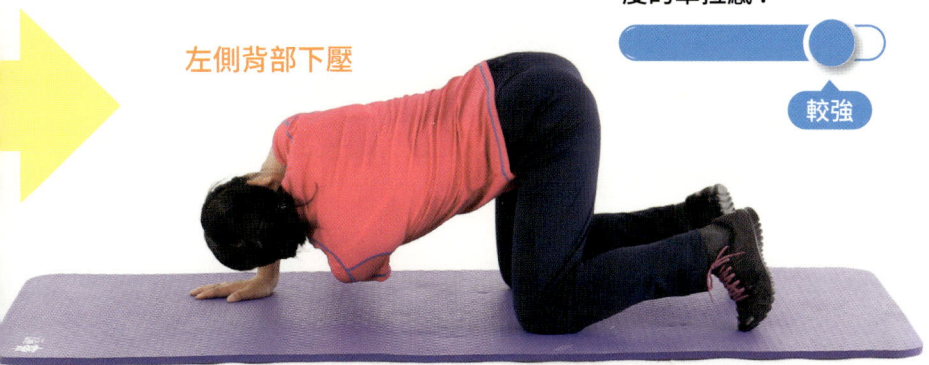

較強

左側背部下壓

3

左臂支撐，右臂慢慢回到原位，呈跪姿俯身姿勢。換另外一側進行練習，兩側分別保持靜態伸展至少10秒。

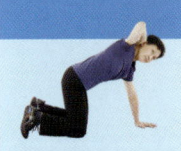

軀幹伸展 02　貓式伸展

訓練益處　緩解背部僵硬,增加脊柱的靈活性,減輕上背部和腰背部疲勞。

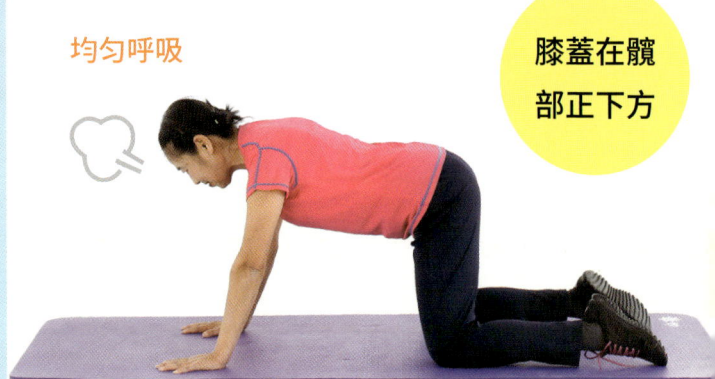

均勻呼吸

膝蓋在髖部正下方

1
雙膝、雙手跪撐於墊面,雙膝與髖同寬,雙手與肩同寬撐墊,腳尖貼墊。

教練提示 動作要點

手臂輕推墊面,拱背時吸氣,回位時呼氣。

▶ 目標肌群

伸展軀幹肌群——菱形肌、軀幹伸肌。

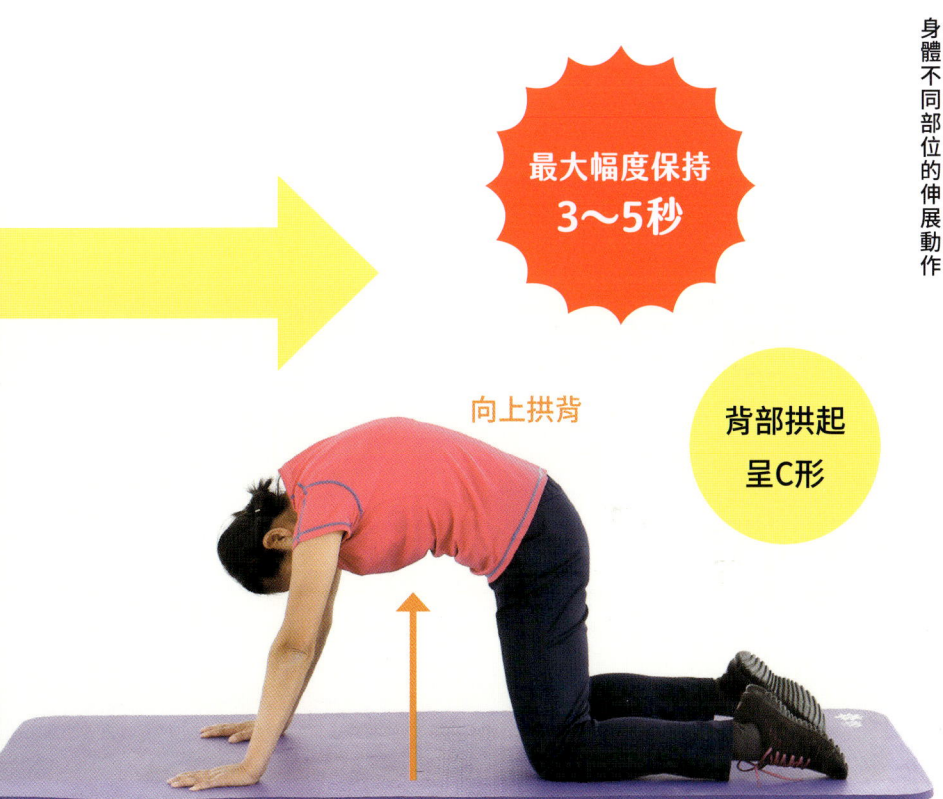

最大幅度保持 **3～5秒**

向上拱背

背部拱起呈C形

第4章 身體不同部位的伸展動作

2

收腹的同時含胸低頭，緩慢拱起背部，使背部肌肉感覺到明顯的牽拉感，保持3～5秒，使軀幹呈C形，手臂微微用力推墊。緩慢回到起始姿勢。重複以上步驟。

身體不同部位的伸展動作

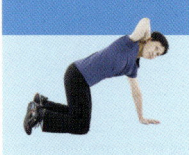

軀幹伸展 03　站立轉體

訓練益處：放鬆軀幹肌肉，增加脊柱旋轉幅度，緩解軀幹僵硬緊張。

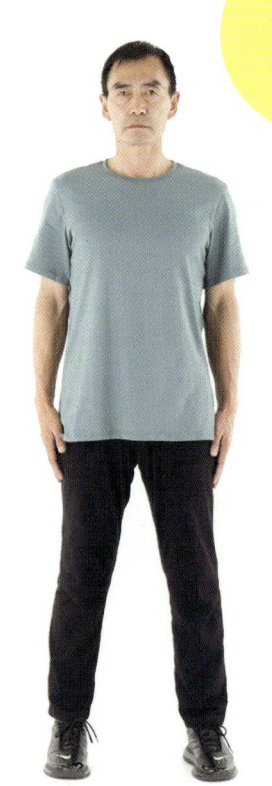

於胸前手拉手

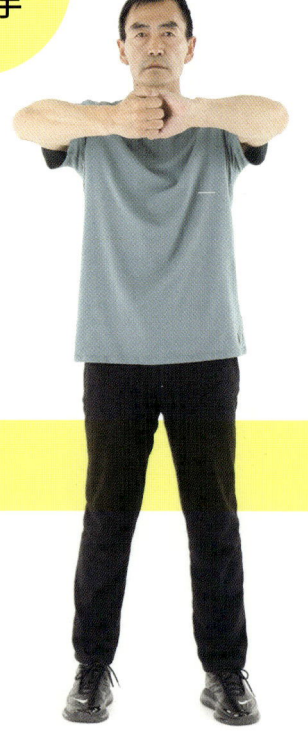

1 站立，雙腳分開與肩同寬，雙腳腳尖朝前。

2 雙臂屈肘抬起，於胸前手拉手。

▶ 目標肌群

伸展腹內斜肌、腹外斜肌。

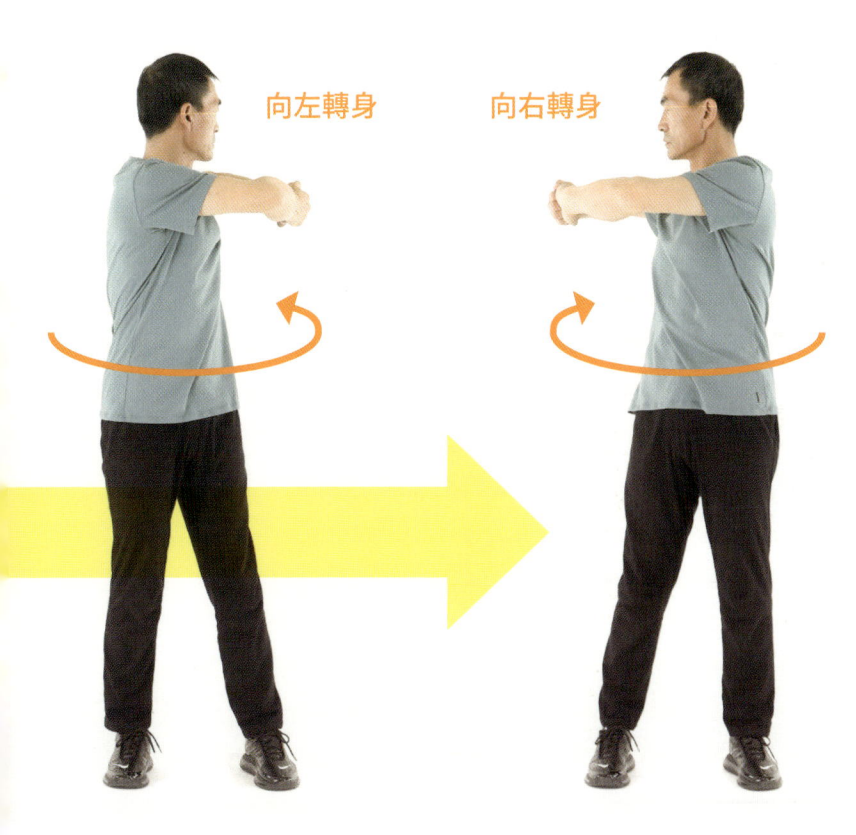

第4章 身體不同部位的伸展動作

向左轉身　　　向右轉身

3
身體最大限度地向左側扭轉，感覺到胸部、腰部的肌肉有較強的牽拉感，稍停頓。

4
回到起始姿勢，然後重複以上動作。一側練習後，換另一側轉動。

第 4 章 身體不同部位的伸展動作

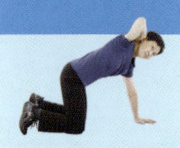

軀幹伸展 04　仰臥倒膝

訓練益處：放鬆軀幹肌群，增加軀幹和髖部的靈活性，緩解腰背不適。

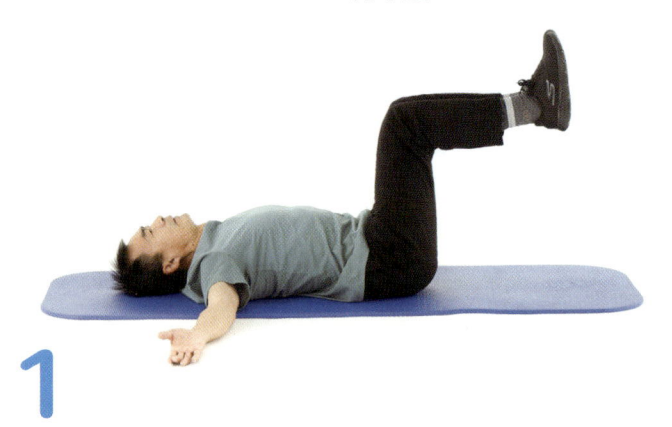

1 仰臥於墊上，彎曲雙膝約呈90度，雙臂側平舉，放在地面。

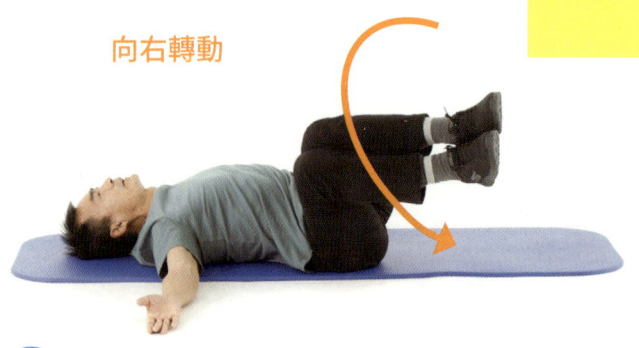

向右轉動

2 雙膝向右側轉動，使身體扭轉，感覺胸、腰、臀部肌肉有牽拉感。

▶ 目標肌群

伸展腹內斜肌、腹外斜肌、背闊肌、臀大肌。

教練提示 ！ 動作要點

膝扭轉靠近地面時，吸氣入腹。左右側如果有明顯的不對稱，柔軟度較差的一側多做 2 次。

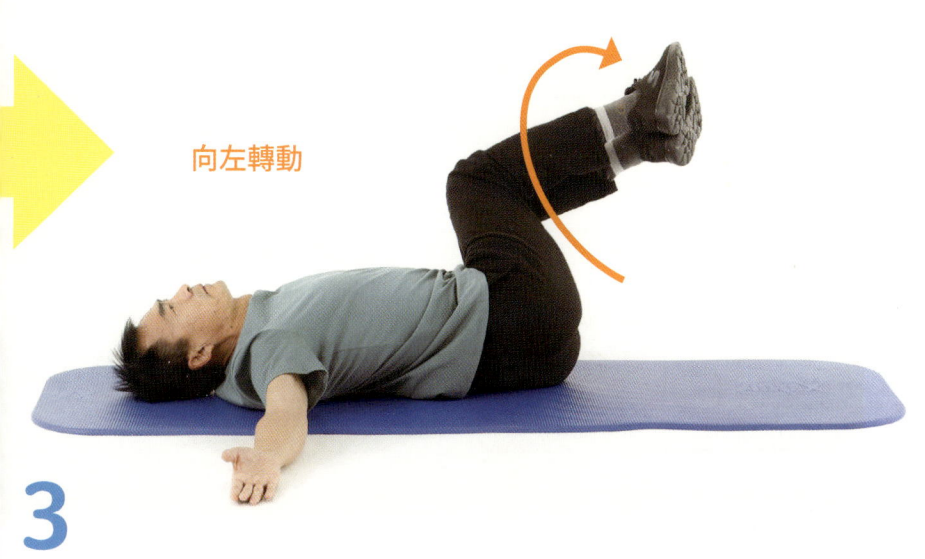

向左轉動

3

回到起始姿勢，繼續向左側轉動。重複以上步驟。

對角伸展

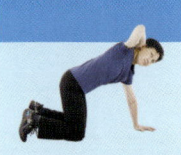

第 4 章　身體不同部位的伸展動作

身體不同部位的伸展動作

軀幹伸展 05

訓練益處：放鬆大腿內側和腰部肌肉，增加髖關節靈活性，緩解腰背不適。

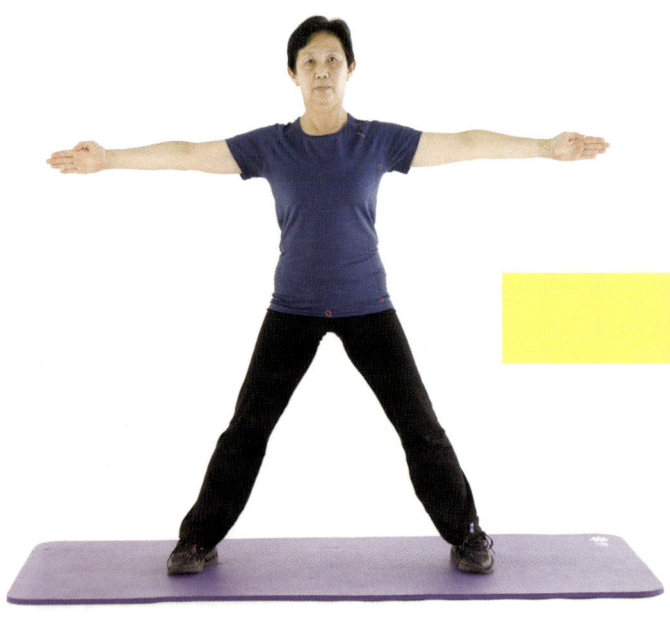

1

雙腳分開站立，間距約為2倍肩寬，腳尖朝前，背部平直，雙臂側平舉，目視前方。

教練提示！動作要點

運動過程中，髖部始終向前，不要翻轉。肘在膝蓋上方，上臂盡量與小腿成一條直線。

> ▶ 目標肌群

活化大腿內側、脊柱和軀幹肌群。

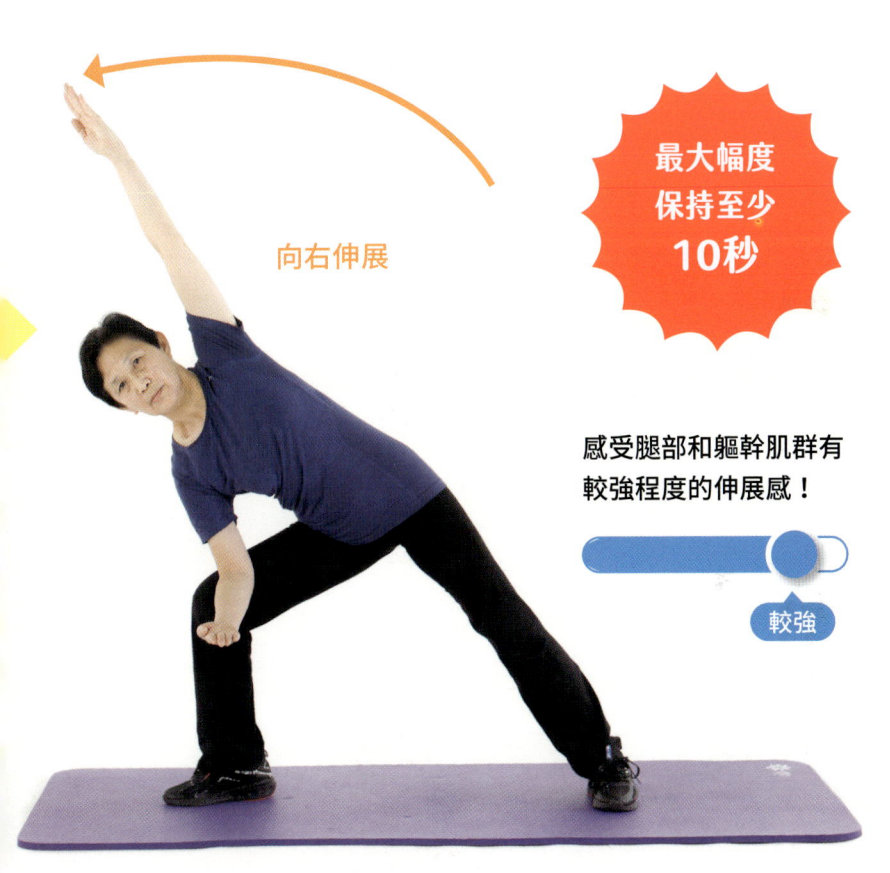

向右伸展

最大幅度
保持至少
10秒

感受腿部和軀幹肌群有較強程度的伸展感！

較強

第4章　身體不同部位的伸展動作

2

左腿伸直，右腿屈膝，右腳尖外旋90度，右臂屈肘支撐在右大腿上，左臂斜向伸直指向天空；同時，身體向右側逐漸傾斜至左側軀幹肌肉有較強的牽拉感，保持至少10秒，換另外一側重複以上步驟。兩側交替。

第4章 身體不同部位的伸展動作

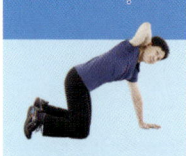

身體不同部位的伸展動作

軀幹伸展 06

麻花伸展

訓練益處 ▶ 放鬆髖部，增加髖關節的靈活性，保持髖關節功能。

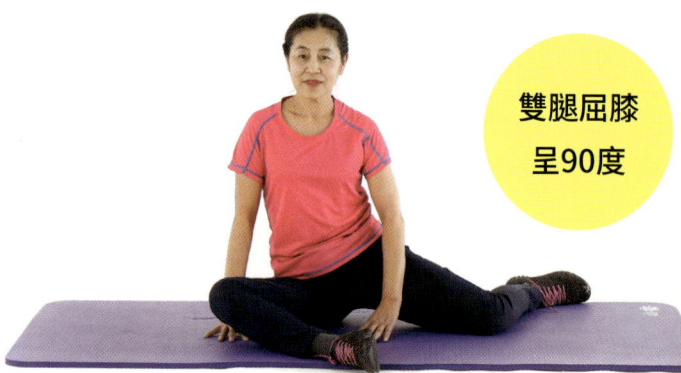

雙腿屈膝呈90度

1

坐姿，右腿屈膝90度在身體前方，左腿屈膝90度在身體後方，雙臂在身體兩側扶墊子。

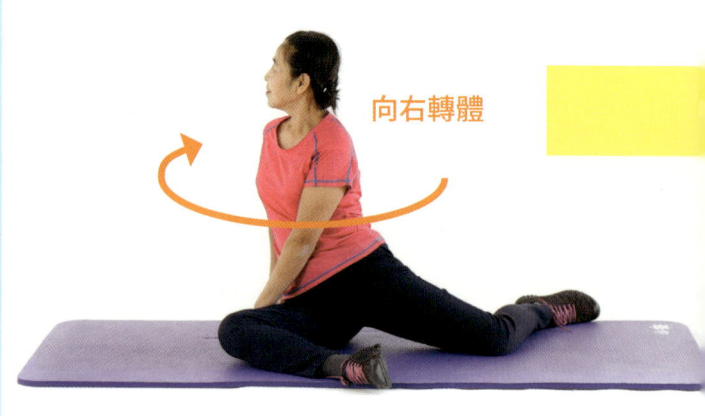

向右轉體

2

軀幹向右側轉動至面部盡量朝向後方，保持靜態伸展動作至少10秒。

▶ 目標肌群

伸展和活化脊柱、髖部肌群——背闊肌、大腿內收肌群、臀大肌等。

第4章 身體不同部位的伸展動作

教練提示 動作要點

軀幹在轉動過程中保持直立，頭向上頂，眼睛隨著軀幹轉動。

最大幅度
保持至少
10秒

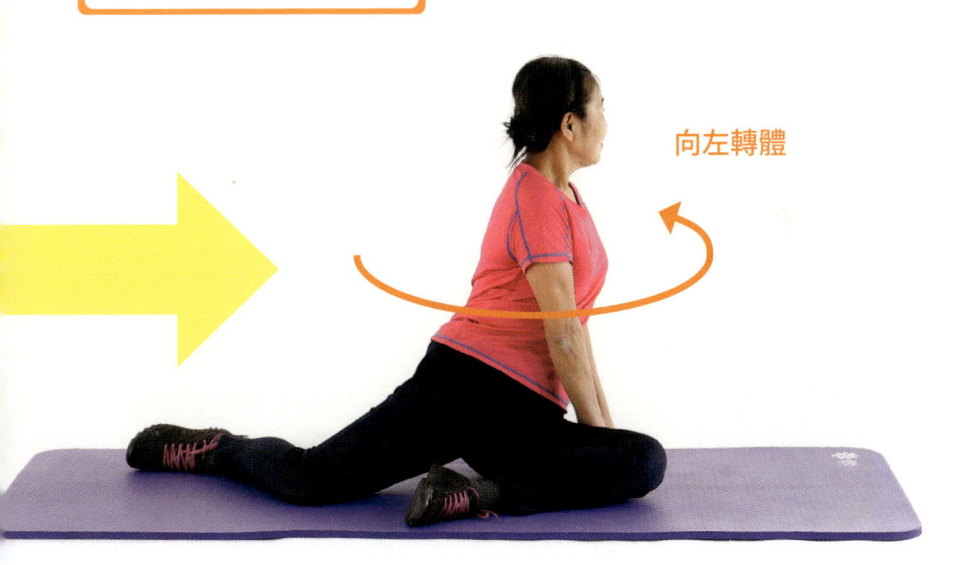

向左轉體

3
回到起始姿勢，繼續向左側轉動。重複以上步驟。

075

第4章 身體不同部位的伸展動作

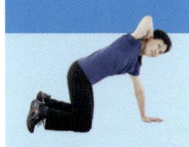

身體不同部位的伸展動作

軀幹伸展 07

蚱蜢伸展

訓練益處：緩解身體前側肌肉緊張，增加腰背部力量，緩解腰背酸痛。

俯臥姿勢 掌心朝上

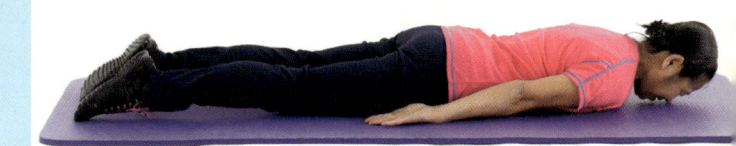

1 俯臥在墊子上，雙臂放於身體兩側，掌心朝上。

教練提示！動作要點

蚱蜢伸展是對背部比較有壓力的動作，如果背部在後彎的位置感到壓迫，可以採取循序漸進的方式練習，重點練習背部肌群，防止背部肌肉受傷。運動過程中，脊柱充分伸展，注意不要抬得過高，否則會造成不舒適。全程保持均勻呼吸，不要憋氣。

▶ 目標肌群

伸展身體前側肌群、腹直肌、髂腰肌、股四頭肌。

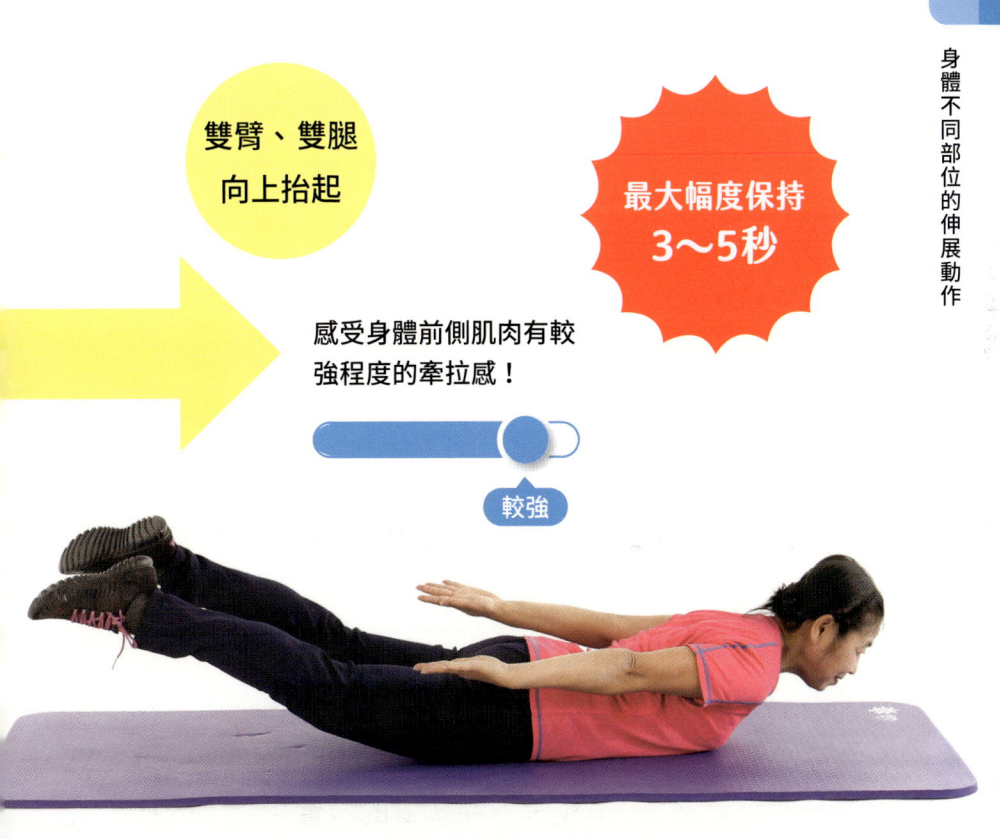

第4章 身體不同部位的伸展動作

雙臂、雙腿向上抬起

最大幅度保持 3～5秒

感受身體前側肌肉有較強程度的牽拉感！

較強

2

頭部、胸部、雙臂和雙腿最大限度地抬離墊面，身體前側的肌肉應有較強的牽拉感，保持3～5秒。慢慢放回身體。重複此動作。

軀幹伸展 08 立膝轉體

身體不同部位的伸展動作

訓練益處：放鬆腰部、臀部肌肉,增加髖關節靈活性,緩解腰部酸痛。

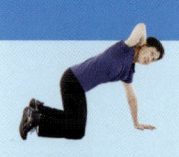

第4章 身體不同部位的伸展動作

1
坐於墊上,雙腿併攏,雙手放兩側撐墊。

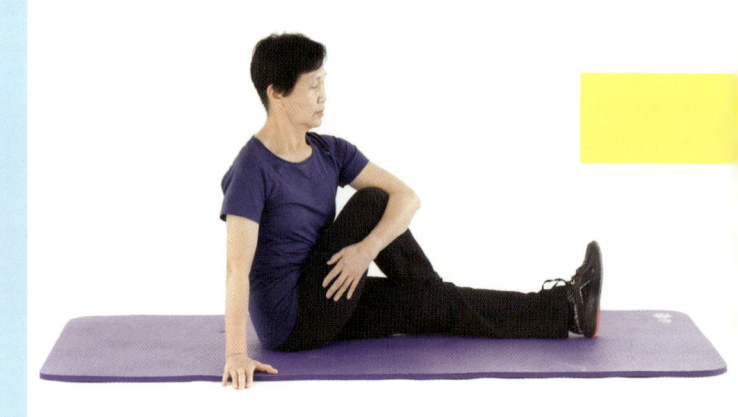

2
右側膝關節彎曲,橫跨過左腿,同時,右腳平放在墊上,左臂抱住彎曲的右腿。

▶ **目標肌群**

伸展髖關節及下背部肌群——臀大肌、背闊肌等。

教練提示　動作要點

運動過程中，注意身體轉動時，屈膝腿保持不動。軀幹直立，不彎腰。

最大幅度保持至少10秒

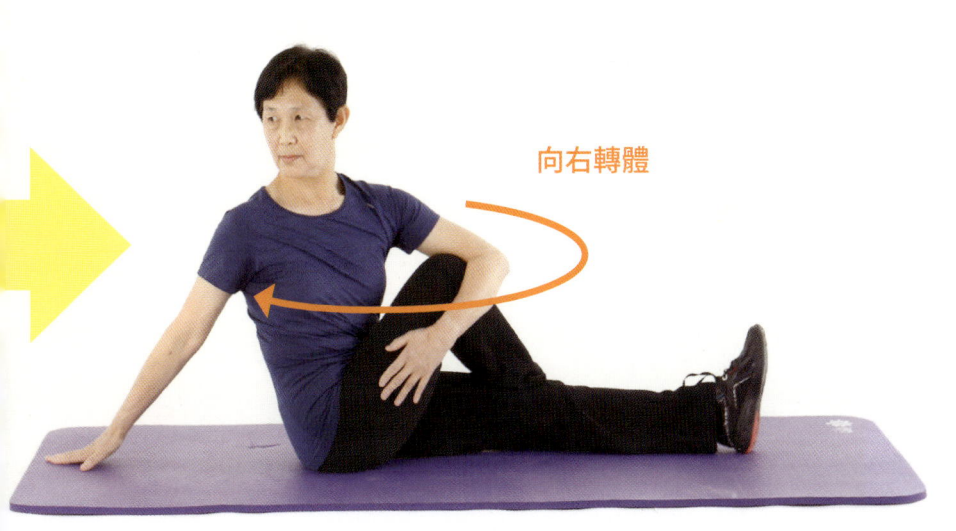

第4章　身體不同部位的伸展動作

向右轉體

3

右手撐於墊面，軀幹直立向右轉動到最大幅度。保持身體姿勢不變至少10秒，換另一側轉動。

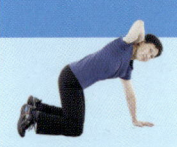

第三節 下肢伸展動作

身體不同部位的伸展動作

下肢伸展 01　4字伸展

訓練益處：緩解臀部後側肌肉緊張,增加髖關節靈活性,緩解臀部不適和疼痛。

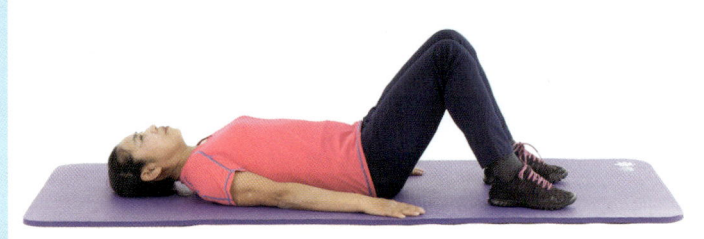

1 仰臥於墊上,雙腳分開與髖同寬,手臂自然放於身體兩側。

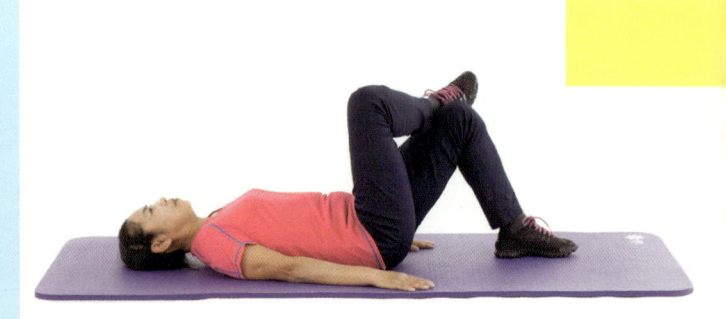

2 雙腿彎曲,右腳踝放於左大腿上,使身體呈4字形。

▶ 目標肌群

伸展臀部肌群——（同側）臀肌、（對側）梨狀肌。

教練提示　動作要點

運動過程中，向胸部伸展大腿時，盡量吸氣，背部貼緊墊面。

最大幅度保持至少10秒

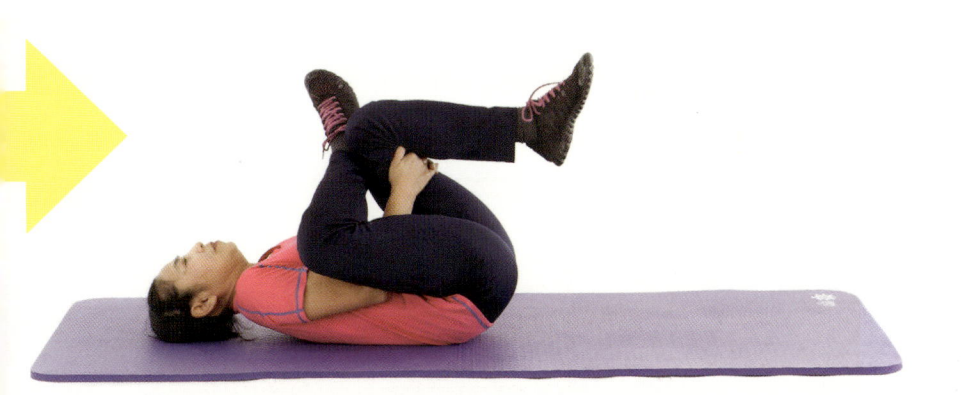

3

雙手在左大腿後側交叉，緩慢拉動左大腿向胸部移動，到最大幅度，感覺臀部肌肉有較強的牽拉感。保持靜態伸展動作至少10秒，然後放下，換另一側腿重複此動作。

第4章　身體不同部位的伸展動作

第 4 章 身體不同部位的伸展動作

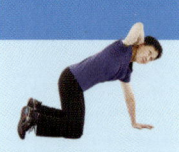

身體不同部位的伸展動作

下肢伸展 02

弓步壓髖

訓練益處　緩解髖部前側肌群的僵硬緊張，提高髖關節靈活性，增大步幅，提高平衡能力。

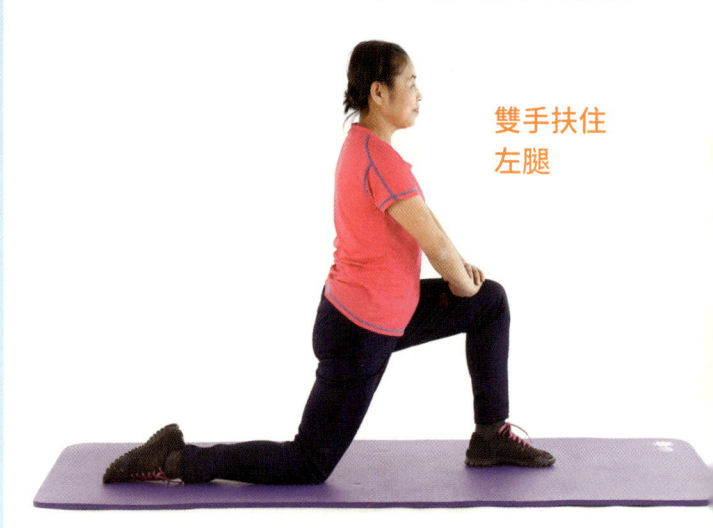

雙手扶住左腿

1

前後分腿，軀幹直立，右腿跪在墊面，左膝屈曲90度，雙手扶住左腿。

教練提示　動作要點

運動過程中，均勻呼吸，充分打開髖關節，並隨著伸展幅度增加加深呼吸。

▶ 目標肌群

伸展和活化髖部前側肌群——髂腰肌、股四頭肌。

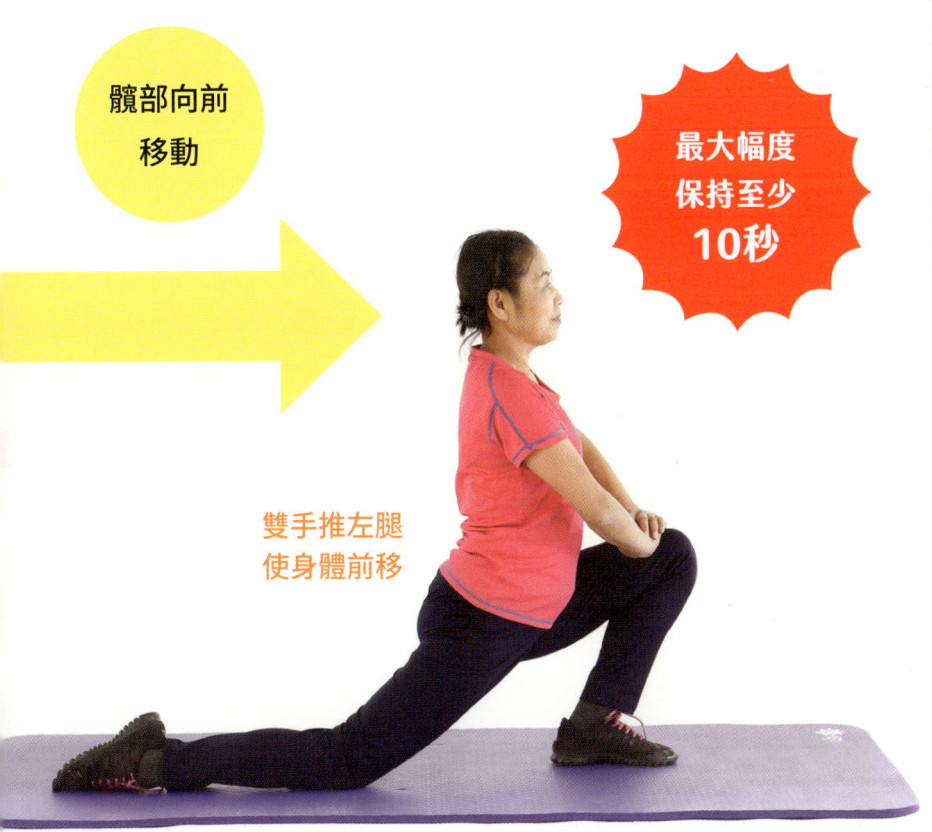

第4章 身體不同部位的伸展動作

髖部向前移動

最大幅度保持至少10秒

雙手推左腿使身體前移

2

雙手推左腿,髖部前移,充分打開右側髖關節,右膝微用力保持壓向墊面,感覺到右髖前側有較強的牽拉感,保持至少10秒。換另一側腿做同樣動作。兩側交替。

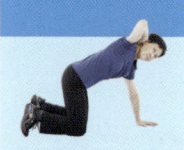

下肢伸展 03　梨狀肌伸展

訓練益處：緩解臀部後側肌肉緊張,增加髖關節靈活性,改善久坐臀部痛的症狀。

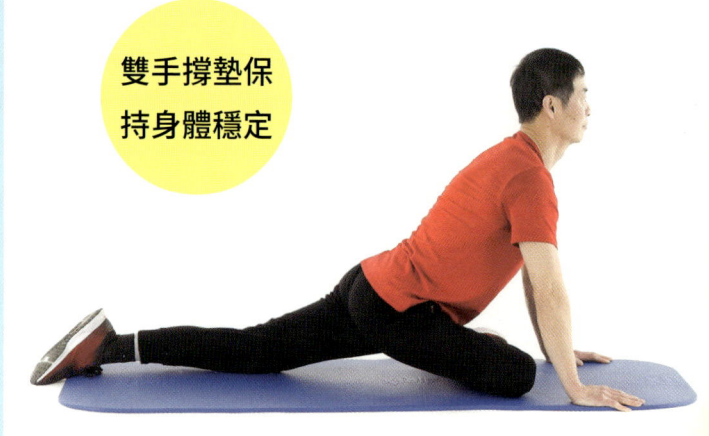

雙手撐墊保持身體穩定

1
坐姿,左腿向後伸展,右腿向內彎曲,軀幹前傾,雙臂伸展,雙手撐於墊面。

教練提示！動作要點

軀幹前傾下壓時,腰部直立,不彎腰,髖部朝向正前方。重點體會梨狀肌是否有牽拉感,全程均勻呼吸。

第 4 章　身體不同部位的伸展動作

▶ 目標肌群

伸展梨狀肌。

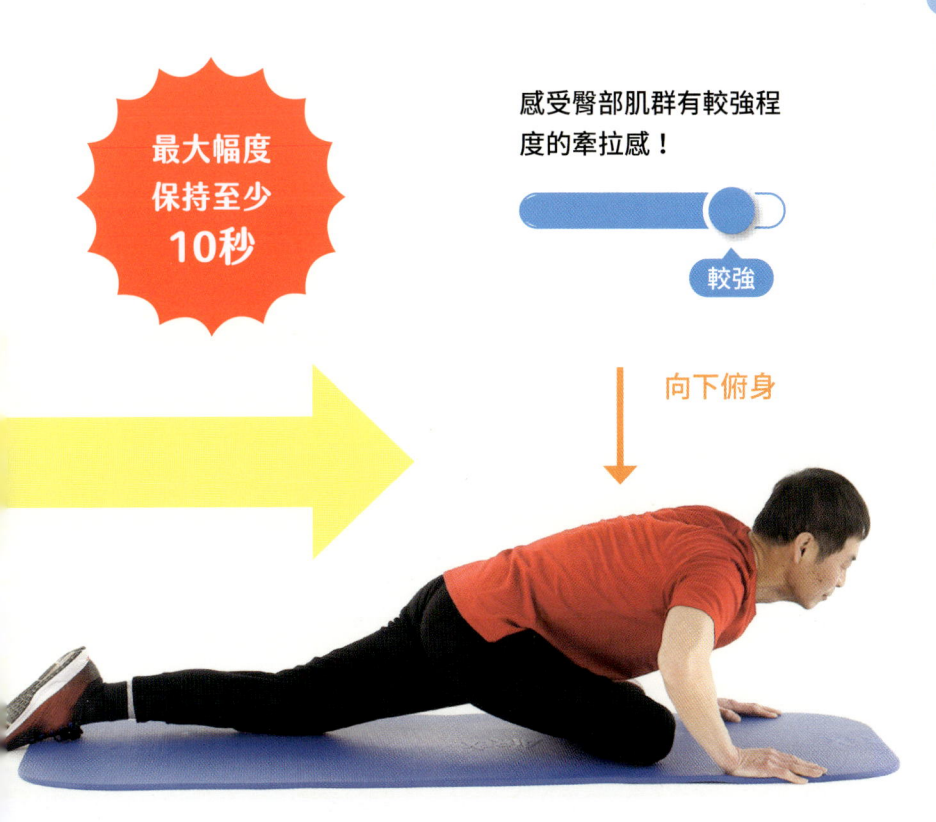

最大幅度保持至少 **10秒**

感受臀部肌群有較強程度的牽拉感！

較強

向下俯身

2

軀幹向下貼近墊面，感覺到右臀部後側有較強的牽拉感，保持至少10秒。換另外一側重複動作。

第4章 身體不同部位的伸展動作

085

第4章 身體不同部位的伸展動作

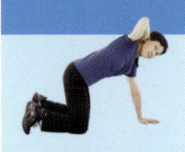

下肢伸展 04 仰臥開腿

訓練益處：緩解大腿內側肌肉的緊張，增加髖關節的靈活性，糾正骨盆的位置，改善體態。

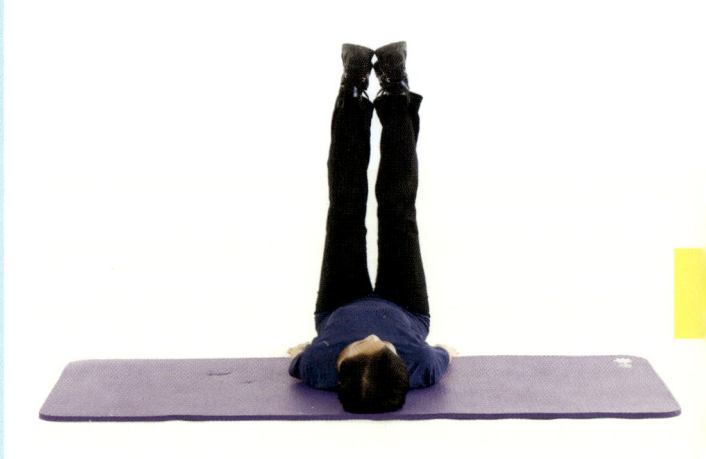

1 仰臥於墊上，雙腿直腿舉起，與地面垂直，雙手置於身體兩側。

教練提示 動作要點

腿與地面垂直，分腿時，雙腿緩慢打開到最大幅度。

▶ **目標肌群**

伸展大腿內側肌群。

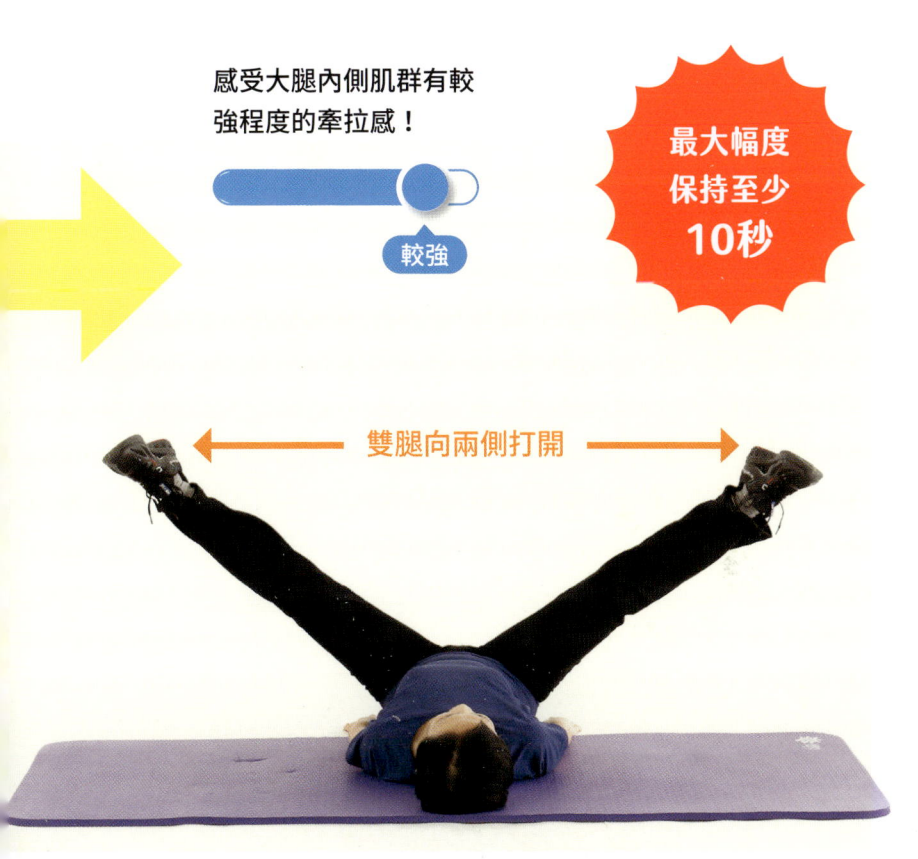

第 4 章　身體不同部位的伸展動作

感受大腿內側肌群有較強程度的牽拉感！

較強

最大幅度保持至少 10秒

← 雙腿向兩側打開 →

2

雙腿向兩側緩慢打開到最大幅度，感覺大腿內側有較強的牽拉感，保持靜態伸展動作至少10秒。重複以上步驟。

身體不同部位的伸展動作

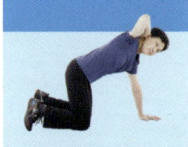

下肢伸展 05　側臥屈膝拉踝

訓練益處：緩解坐姿導致的身體不平衡，預防和緩解腰部不適，提高運動能力。

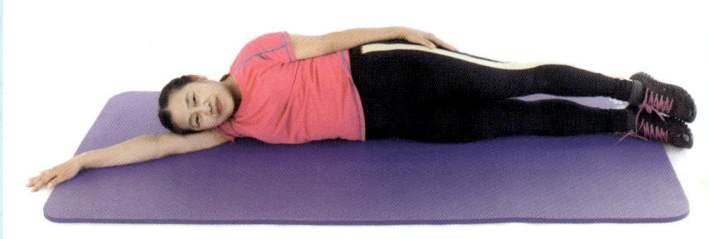

1 向右側臥於墊上，頭部枕在右臂上，左臂貼於身體左側。

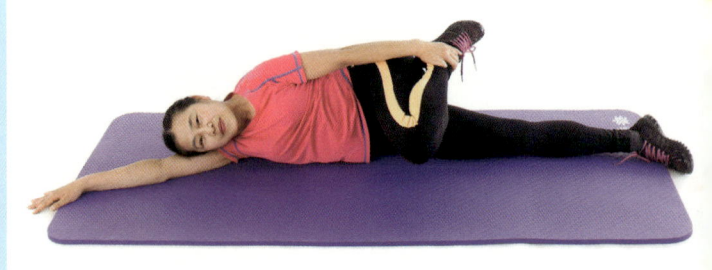

2 右腿伸直，屈左膝，左手抓住左腿的腳踝，左手拉動左腳靠近臀部。

▶ **目標肌群**

伸展大腿前側肌群——股四頭肌、髂腰肌。

第4章　身體不同部位的伸展動作

教練提示！動作要點

運動過程中，身體保持直立，不屈髖，均勻呼吸。

最大幅度保持至少10秒

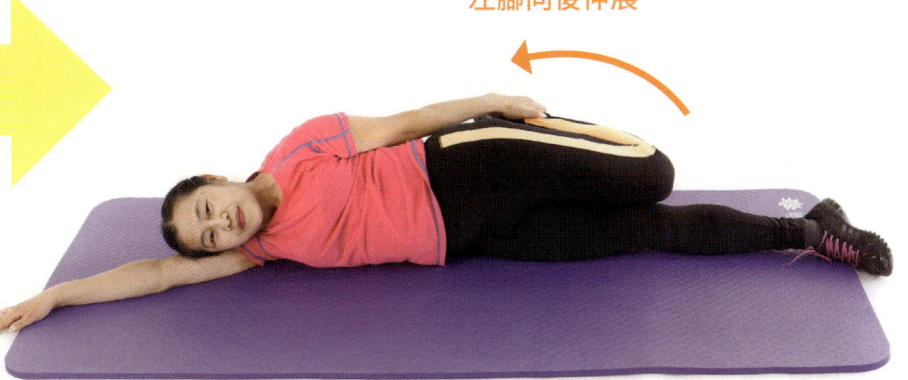

左腳向後伸展

3

左腳向後伸展至大腿前側的肌肉有較強的牽拉感，保持該靜態伸展動作至少10秒。緩慢放手。換另一側腿重複動作。兩側交替。

089

身體不同部位的伸展動作

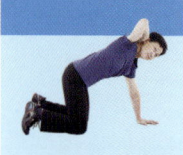

下肢伸展 06　站立壓腿

> **訓練益處**：緩解髖部和大腿肌肉緊張，預防運動損傷，提高平衡能力。

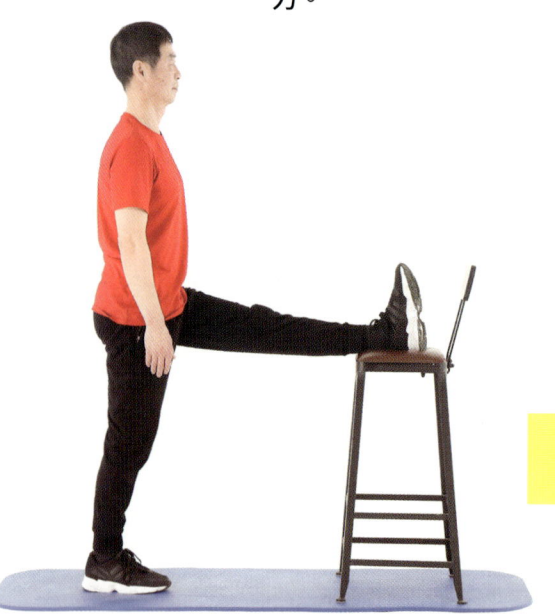

1 面向椅子站立，抬起左腿放於椅子上。背部平直，雙手置於身體兩側，目視前方。

教練提示｜動作要點

運動過程中，身體前傾時，盡量不彎腰。站立腿的腳尖朝前。

第 4 章　身體不同部位的伸展動作

▶ 目標肌群

伸展下肢後側的肌群——膕繩肌、腓腸肌、比目魚肌。

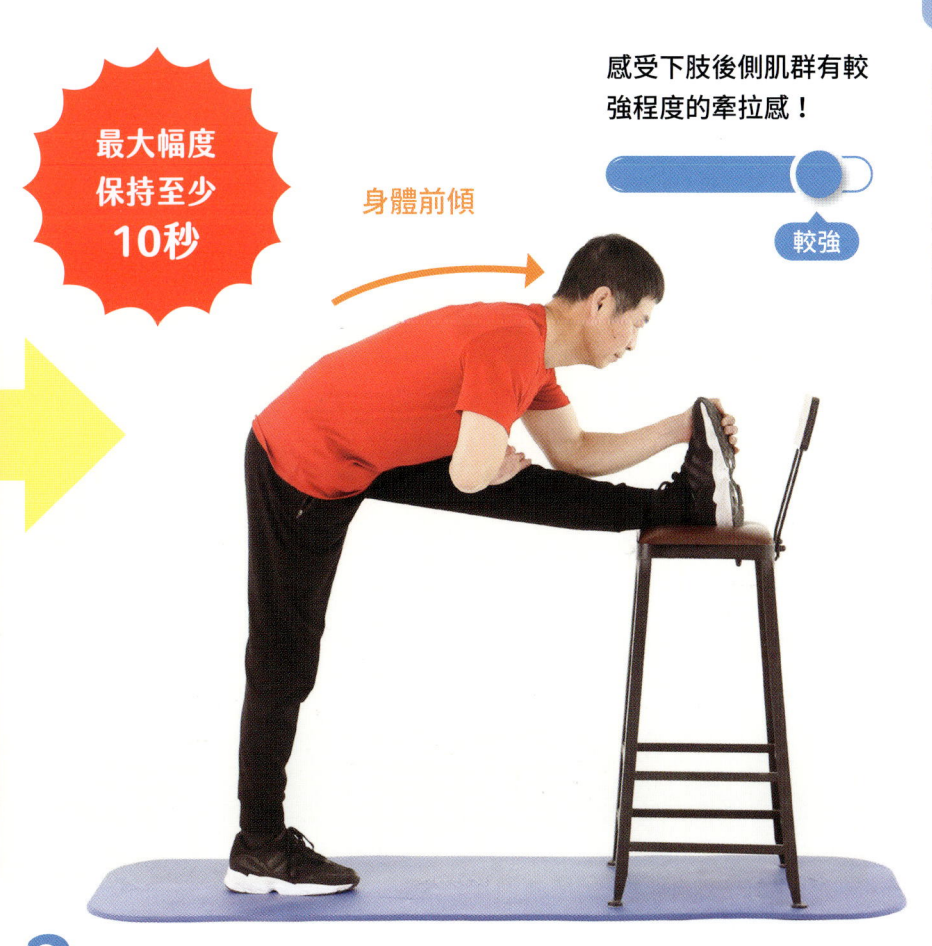

第4章 身體不同部位的伸展動作

最大幅度
保持至少
10秒

身體前傾

感受下肢後側肌群有較強程度的牽拉感！

較強

2

身體前傾至左腿大腿後側有較強的牽拉感。保持靜態伸展動作至少10秒。換另一側腿重複動作。

091

第 4 章 身體不同部位的伸展動作

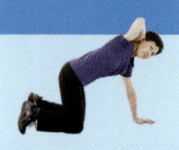

下肢伸展 07　仰臥舉腿

訓練益處：緩解大腿肌肉緊張，預防運動損傷，提高平衡能力。

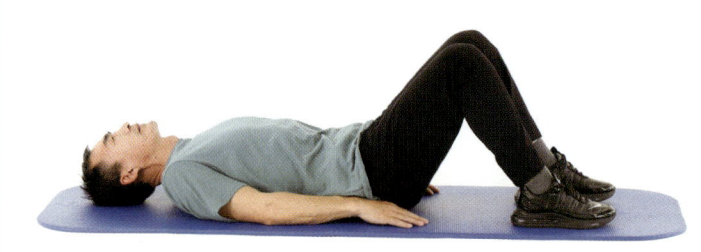

1 仰臥於墊上，雙腿屈膝，腳掌踩墊，手臂放於身體兩側。

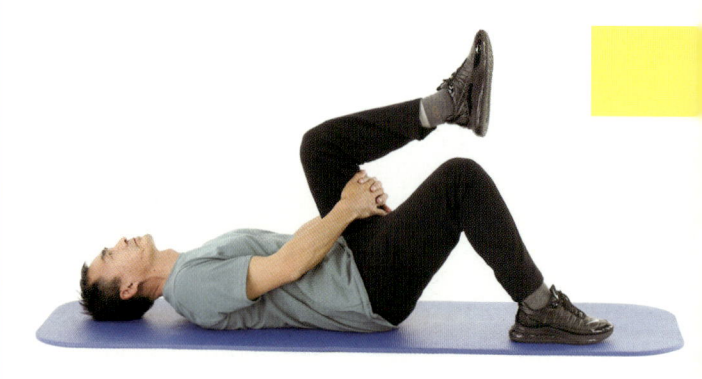

2 右腳踩地，左腿抬起，雙手抱住左大腿後側。

► **目標肌群**

伸展大腿後側肌群——大腿後肌群。

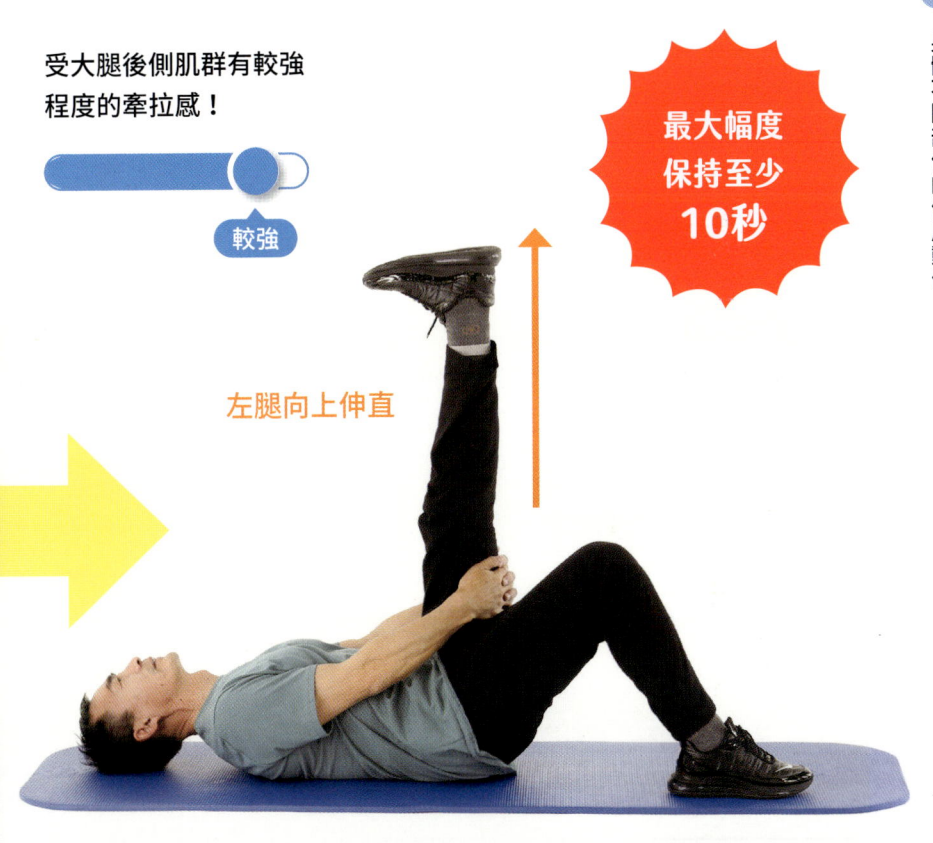

受大腿後側肌群有較強程度的牽拉感！

較強

最大幅度
保持至少
10秒

左腿向上伸直

3

左腿伸直，感受到大腿後側有較強的牽拉感。保持靜態伸展動作至少10秒。換另一側腿重複動作。

第4章 身體不同部位的伸展動作

身體不同部位的伸展動作

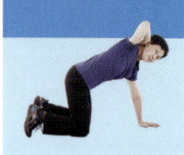

下肢伸展 08

懸腳踩跟

訓練益處 緩解小腿的緊張,增加踝關節活動範圍,提高平衡能力。

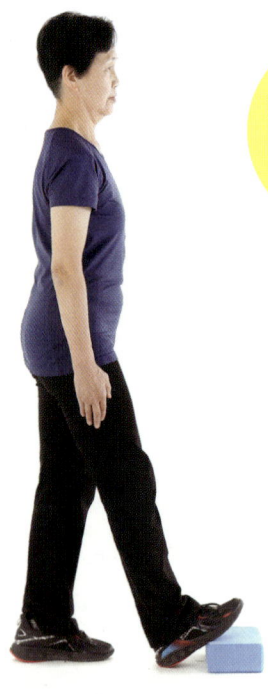

前腳掌踩在臺階邊緣

1 站立,雙臂下垂,右腿伸直在前,前腳掌踩在台階的邊緣,左腿伸直支撐身體。

教練提示 / 動作要點

在伸展小腿時,膝關節微屈,保護膝蓋。腳跟主動下壓,體會小腿後側的牽拉感。

▶ **目標肌群**

伸展小腿後側肌群——腓腸肌、比目魚肌。

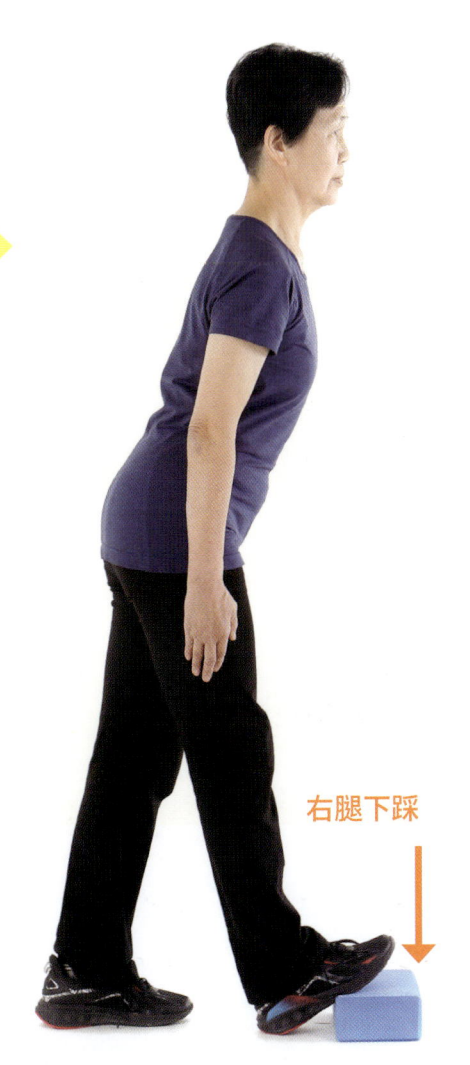

第4章 身體不同部位的伸展動作

最大幅度
保持至少
10秒

感受小腿後側肌群有較強程度的牽拉感！

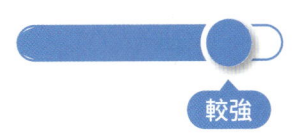

較強

右腿下踩

2

身體前傾，右腳跟逐漸向下踩至小腿後側有較強的牽拉感。保持此靜態伸展至少10秒。換另一側腿重複動作。

095

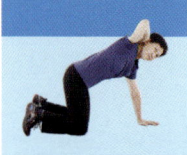

第 4 章　身體不同部位的伸展動作

身體不同部位的伸展動作

下肢伸展 09　併腿跪坐

訓練益處：緩解腿部肌肉僵硬緊張,增加髖、膝、踝關節的靈活性,改善腿形。

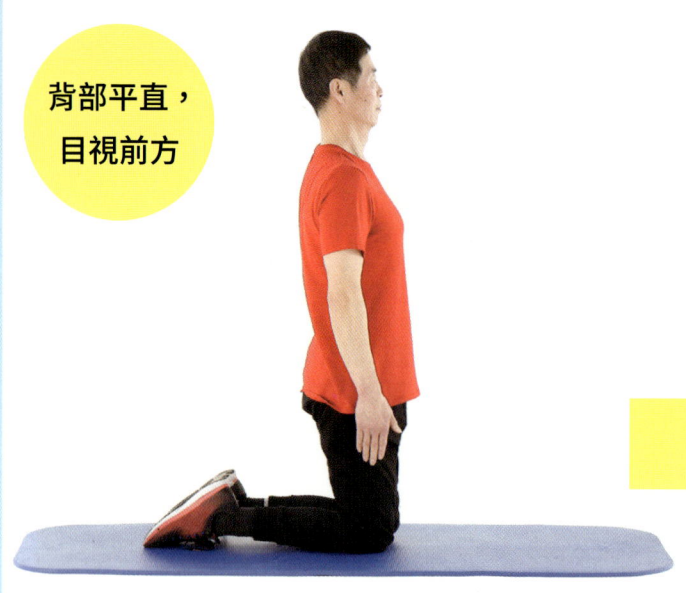

> 背部平直,目視前方

1 併腿跪於墊上,腳背向下,身體直立,雙臂置於身體兩側。

教練提示　動作要點

運動過程中,兩腿盡量併緊,腳背盡量壓墊。軀幹盡量保持直立。

▶ 目標肌群

伸展小腿前側、大腿前側肌群。

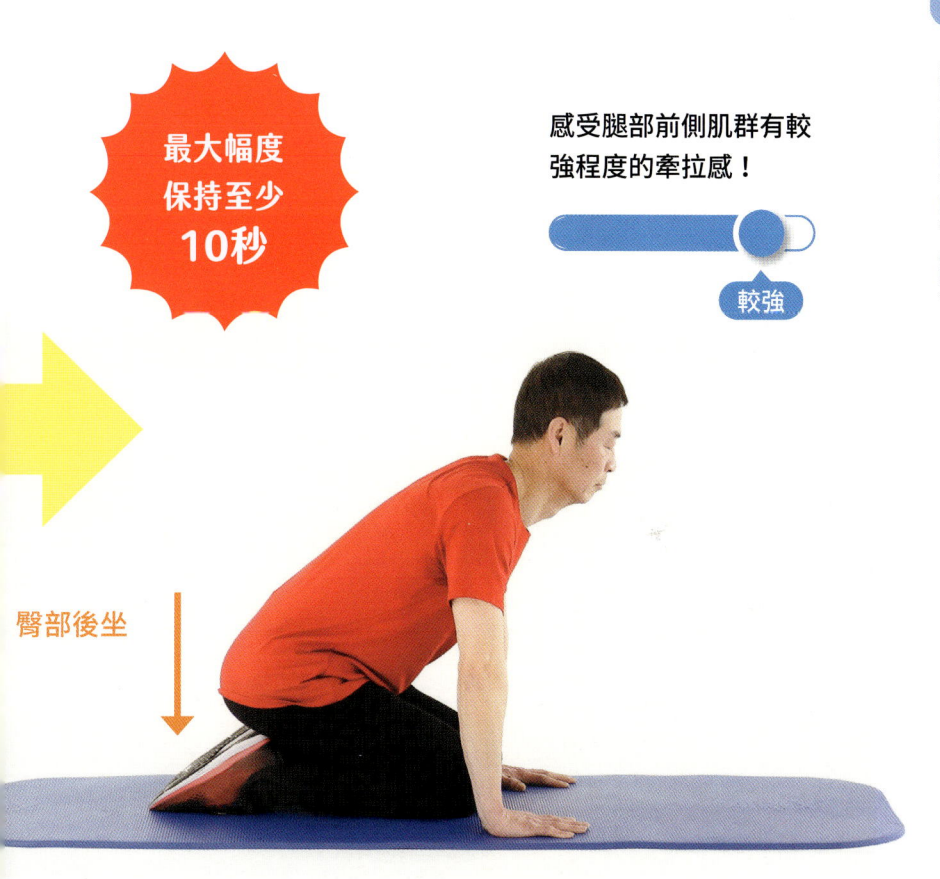

第4章 身體不同部位的伸展動作

最大幅度
保持至少
10秒

感受腿部前側肌群有較強程度的牽拉感！

較強

臀部後坐

2

臀部逐漸向後，慢慢向下坐在腳跟上，雙手撐於墊面，感覺到腿部前側肌肉有較強的牽拉感，保持靜態伸展動作至少10秒。

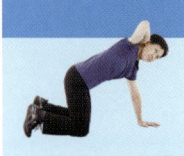

第4章 身體不同部位的伸展動作

下肢伸展 10　足踝繞環

訓練益處：增加踝關節的靈活性，預防踝關節扭傷，提高平衡能力。

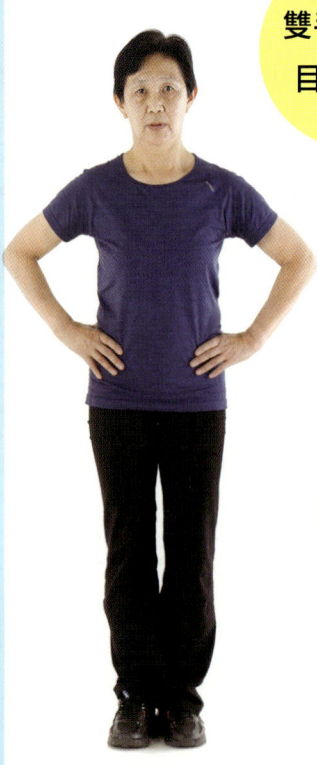

雙手叉腰，目視前方

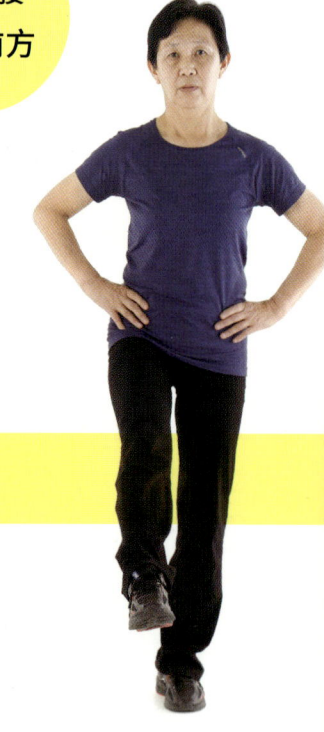

1 站立，保持骨盆和脊柱的正立位。

2 右腿向前抬起，左腿支撐，保持身體平衡。

▶ 目標肌群

伸展足踝周圍的肌群——脛骨前肌、腓骨肌、長伸肌、趾長伸肌。

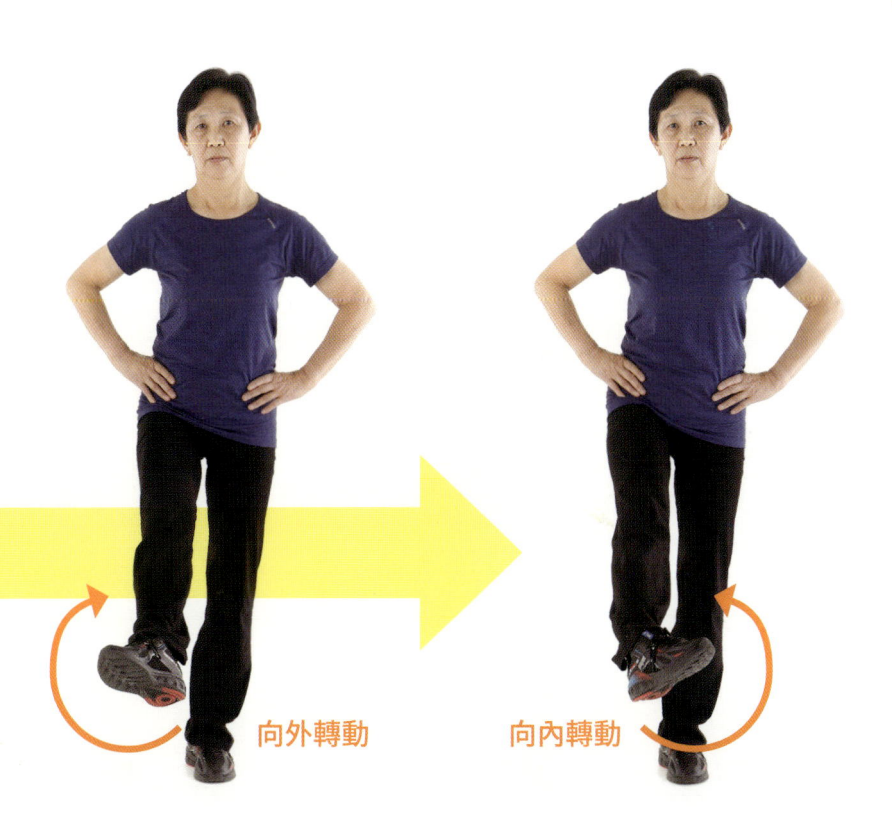

第4章 身體不同部位的伸展動作

向外轉動　　　向內轉動

3
右腳向外轉動腳踝8～10次。

4
右腳向內轉動腳踝8～10次。換另一側重複動作。

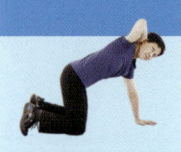

第 4 章 身體不同部位的伸展動作

下肢伸展 11　助力轉踝

訓練益處：提高踝關節靈活性，預防扭到腳，提高平衡能力。

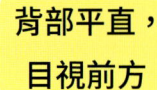

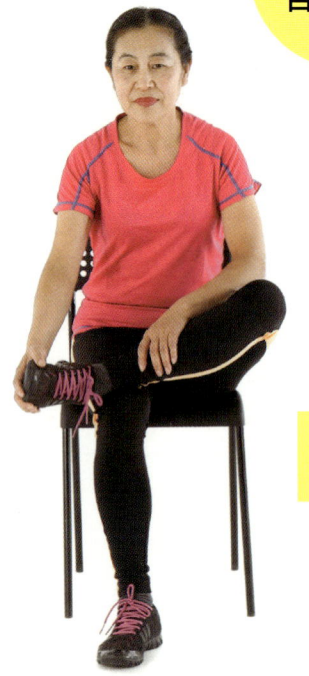

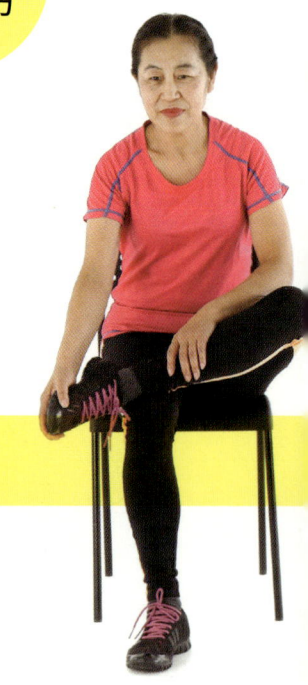

> 背部平直，目視前方

1

坐在椅子上，右腿屈膝踩地，左腳腳踝放於右大腿之上，左手扶住左小腿，右手握住左腳尖輔助轉動左腳腳踝。

► **目標肌群**

活化踝部周圍的肌肉——脛骨前肌、腓骨肌、長伸肌、趾長伸肌。

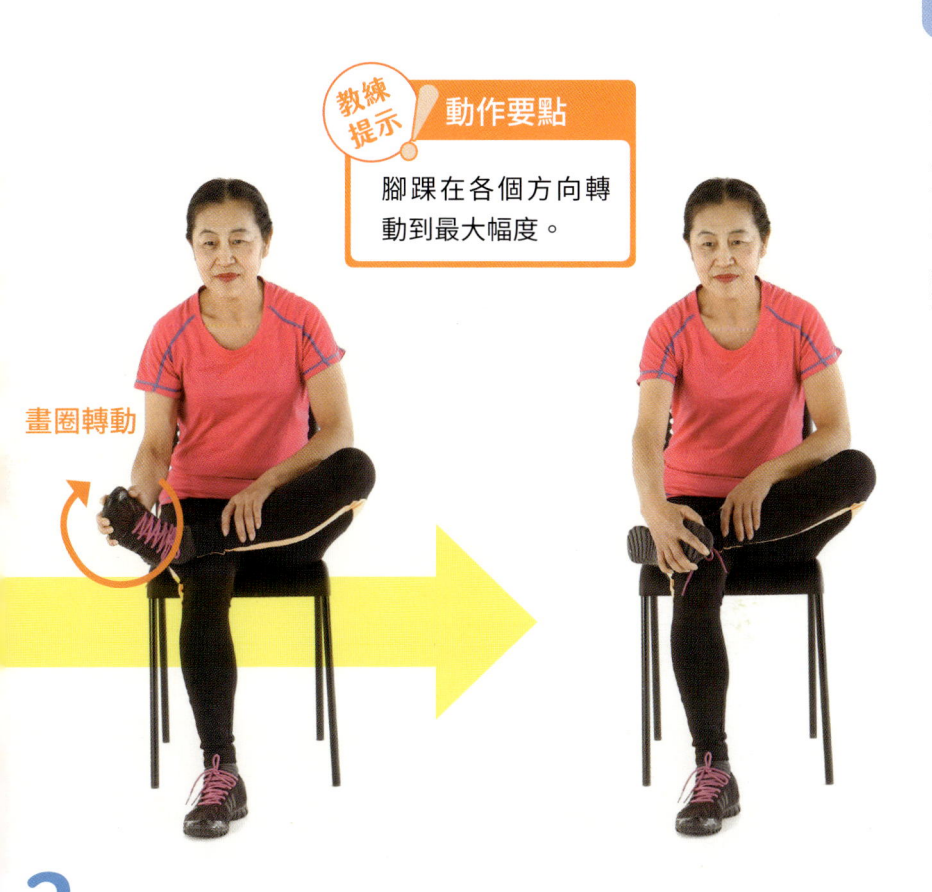

第 4 章　身體不同部位的伸展動作

教練提示　**動作要點**

腳踝在各個方向轉動到最大幅度。

畫圈轉動

2

左腳腳踝畫圈，感覺到踝關節周圍肌肉有較強的牽拉感，順時針轉動一定的圈數，再逆時針轉動同樣的圈數。一側完成後換另一側重複動作。

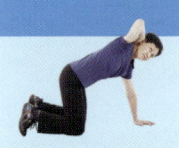

第四節 全身伸展動作

全身伸展 01　下犬式

訓練益處：伸展身體後側肌群,改善含胸駝背,消除疲勞。

膝蓋在髖部正下方

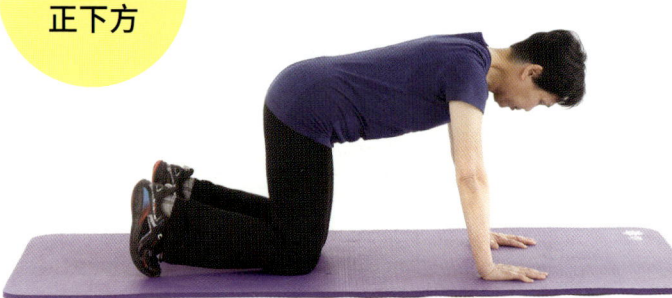

1
跪撐於墊上,雙腳與髖同寬,雙手與肩同寬,雙臂伸直,雙手撐於墊面。

> **教練提示｜動作要點**
>
> 運動過程中,在腿部伸展的時候,盡量用腳跟下踩,頭部和背部成一條直線,全程均勻呼吸。若雙腿無法伸直,可保持膝關節微屈。如果有高血壓等疾病,請勿做該動作。

▶ 目標肌群

伸展腓腸肌、比目魚肌、膕繩肌、臀大肌、背闊肌、胸大肌、胸小肌。

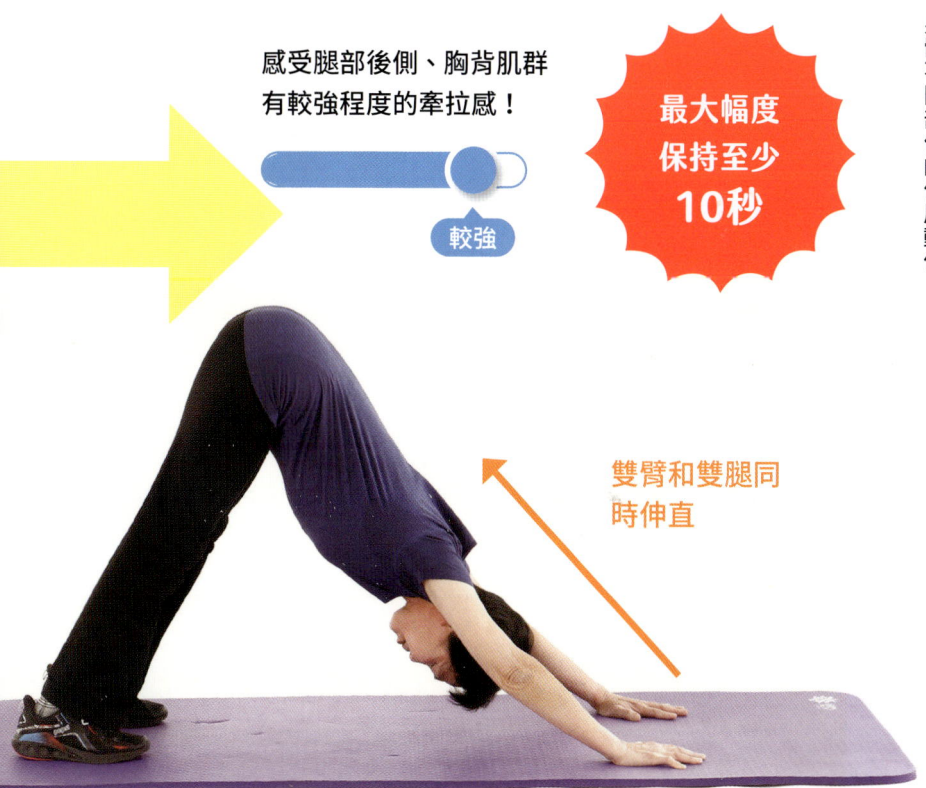

第 4 章 身體不同部位的伸展動作

感受腿部後側、胸背肌群有較強程度的牽拉感！

較強

最大幅度保持至少 **10秒**

雙臂和雙腿同時伸直

2

腳跟緩慢踩墊，伸展雙膝至雙腿伸直，同時手臂與肩部成一條直線，感受到腿部後側、胸背肌肉有較強的牽拉感，保持至少10秒。緩慢屈膝，跪地，回到初始狀態。重複一定的次數。

第 4 章 身體不同部位的伸展動作

身體不同部位的伸展動作

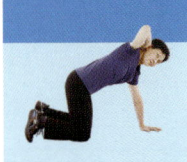

全身伸展 02

嬰兒式

訓練益處 ▸ 緩解下背部酸脹,放鬆肩頸,消除壓力、緊張和疲勞。

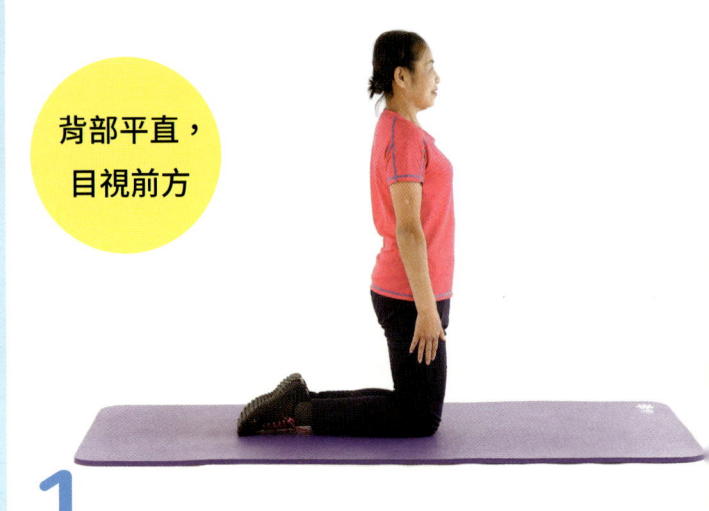

背部平直,目視前方

1 併腿跪於墊上,腳背貼墊,手臂放於身體兩側。

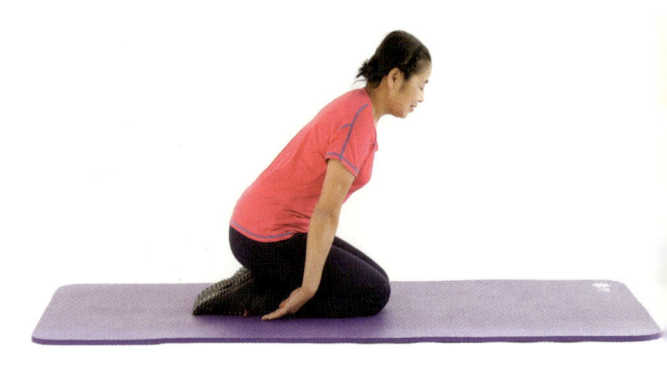

2 俯身,雙手貼墊,前額慢慢靠近墊子,同時臀部逐漸後坐,雙臂後伸。

> **目標肌群**

伸展小腿前側肌群、大腿前側肌群、臀肌、豎脊肌。

最大幅度保持至少10秒

教練提示 動作要點

如果前額不能與墊面相觸，可以墊一塊瑜伽磚。

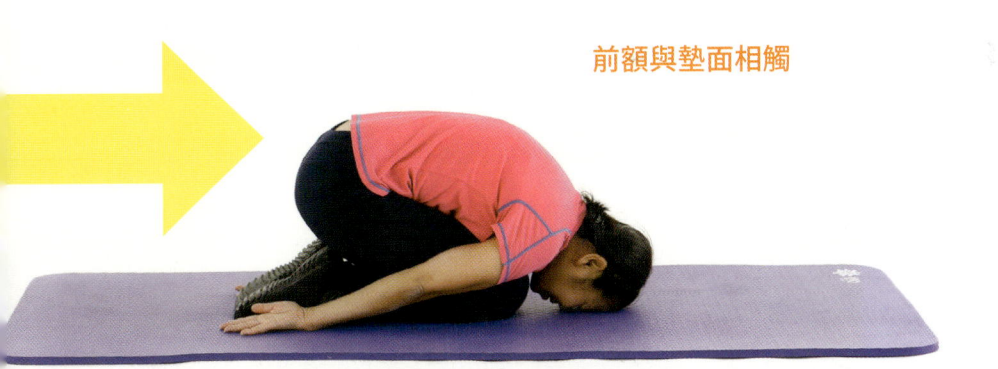

前額與墊面相觸

3

含胸低頭，雙臂放於身體兩側，掌心向上，前額與墊面相觸，使目標肌肉有較強的牽拉感。保持靜態伸展動作至少10秒。

第4章 身體不同部位的伸展動作

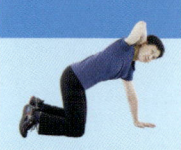

第4章 身體不同部位的伸展動作

全身伸展 03 反向三角式

訓練益處：緩解背部不適，改善體態，塑造腰部線條，改善腿形。

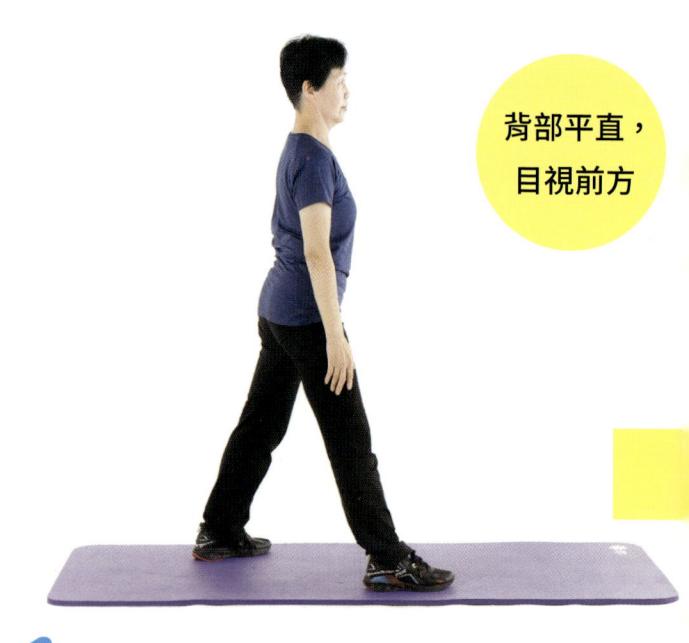

> 背部平直，目視前方

1 雙腿分開站立，右腳伸直在前，腳尖朝前，左腳伸直在後。

教練提示 — 動作要點

前側腳全腳掌落在墊面上，前側腿盡量保持直立，膝關節微屈。如果兩側有不對稱的狀況，在較緊的一側增加一些靜態伸展時間。

▶ 目標肌群

訓練闊筋膜張肌、大腿內收肌群、膕繩肌、腹外斜肌、腰方肌。

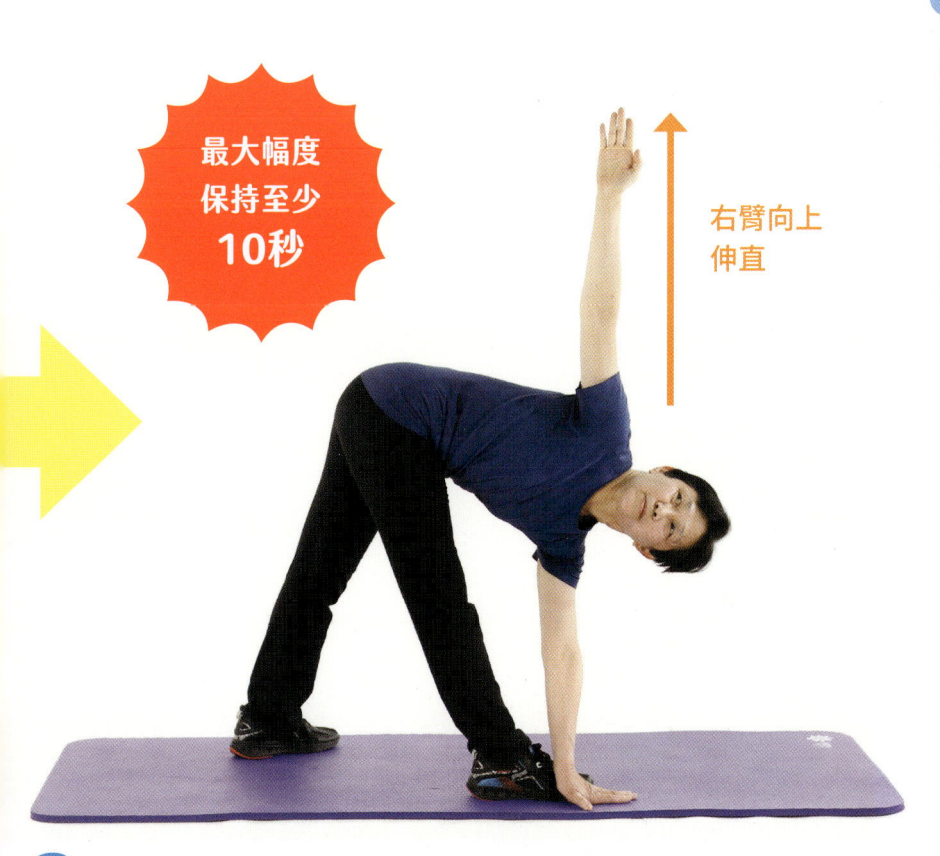

第 4 章 身體不同部位的伸展動作

最大幅度
保持至少
10秒

右臂向上伸直

2

身體向右側轉，至上身幾乎與地面平行。雙臂打開，左手盡量觸碰右腳處的墊面，右臂向上伸直。感受到上身、右側臀部、右腿有較強的牽拉感，保持至少10秒。換另外一側伸展，重複動作。

107

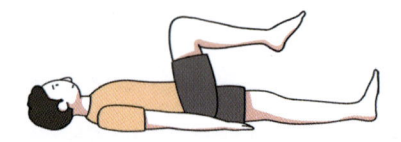

MEMO

第 5 章

制訂伸展計畫

　　本章包括制訂伸展計畫的內容，如練習頻率、伸展強度、練習時間及練習時機，還包括緩解頸肩不適的伸展計畫、緩解下腰背不適的伸展計畫、緩解膝關節不適的伸展計畫、跑步或走路之後的伸展計畫、預防體態老化的伸展計畫，以及全身整體的伸展計畫。需要注意的是，伸展動作一定要在保證動作品質的前提下，才會達到良好的效果，還要均衡地對身體的各個部位進行伸展，而不要過度伸展某一個部位。

第 5 章 第一節 01 如何做到有效伸展
有效伸展的練習頻率

有效的伸展計畫包括根據個人的練習目標來發展大關節的活動度，改善身體的柔軟度。伸展有即時效應，也有長期效應。關節的活動度在伸展之後就可以即刻得到提高，長期效應受不同的因素影響而不同。

練習頻率是指每週練習的次數。伸展要取得持續的效果——改善身體的柔軟度，至少每週練習2次，若每天都進行伸展，效果會更好。

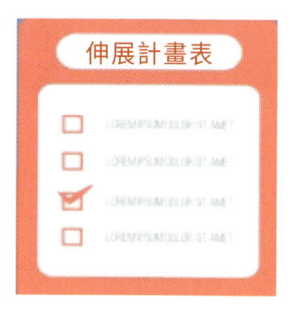

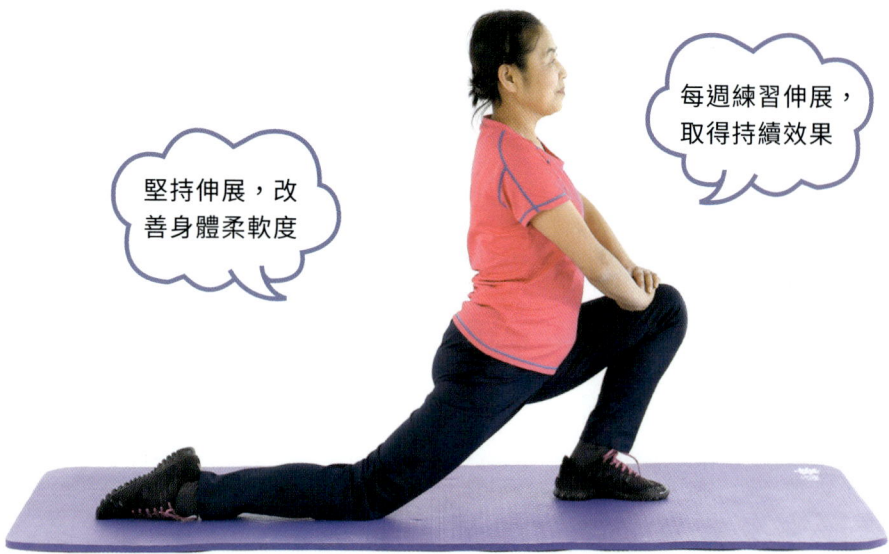

伸展計畫表

堅持伸展，改善身體柔軟度

每週練習伸展，取得持續效果

第 5 章 第一節 02

如何做到有效伸展
有效伸展的強度和時間

在針對身體某一個部位進行伸展時，伸展到什麼程度以及伸展多長時間才會有效果呢？

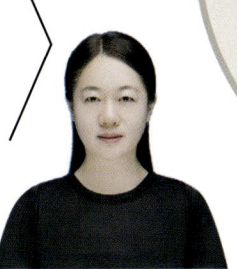

靜態伸展

靜態伸展時，感到肌肉有緊繃感或輕微不適即可。針對一個動作，至少保持 10 秒才有效。年齡大的人，一次伸展保持 30～60 秒，會獲得更多的益處。

動態伸展

動態伸展時，要達到關節的最大活動範圍，並保持至少 3 秒。一個動作重複 10～15 次是合適的。

PNF伸展

根據自己身體的情況，做2～3次的對抗伸展，最終感到較強的牽拉感。在進行PNF伸展時，伸展到關節的最大活動範圍，在此位置肌肉或肌群進行等長收縮，緊接著進行10～30秒的輔助伸展（放鬆──收縮──放鬆）。

不同的伸展練習所用的強度和時間各不相同，需要根據自身實際情況選擇。

第 5 章　第一節　03　如何做到有效伸展
有效伸展的時機

身體溫度升高時，進行伸展練習的效果較好。一般透過主動熱身、熱敷、洗澡等方法，都可以提高身體肌肉溫度。

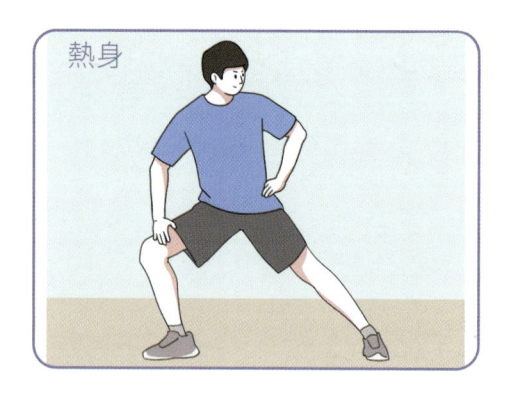

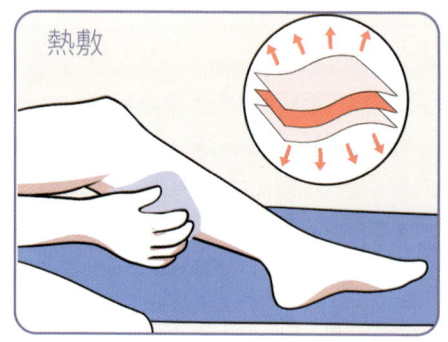

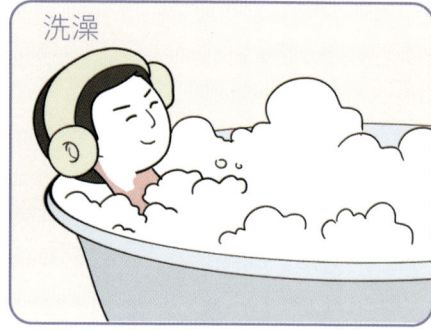

熱身

熱敷

洗澡

第 5 章
第二節
01 緩解頸肩不適的伸展
頸肩不適的原因

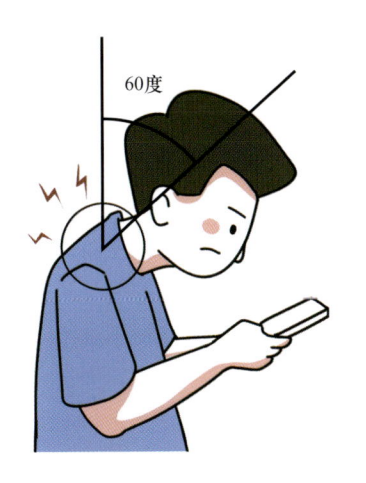

第 5 章 制訂伸展計畫

60度

長時間保持一個靜態姿勢,容易引起部分肌肉緊張,如較長時間使用電腦、玩手機等,很容易造成頸肩肌肉僵硬緊張,導致頸肩不適。

❗ 長時間保持一個靜態姿勢

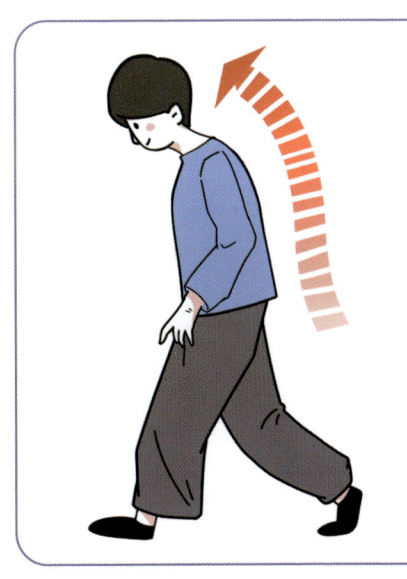

在姿勢不良(如圓肩、頭前引等)情況下進行運動,會過度使用某一部分肌肉,造成肌肉緊張。如在錯誤姿勢下做俯臥撐,有可能會導致肩部肌肉緊張。

❗ 在錯誤姿勢下進行日常活動和訓鍊

第 5 章 第二節 02 緩解頸肩不適的伸展

緩解頸肩不適的伸展計畫

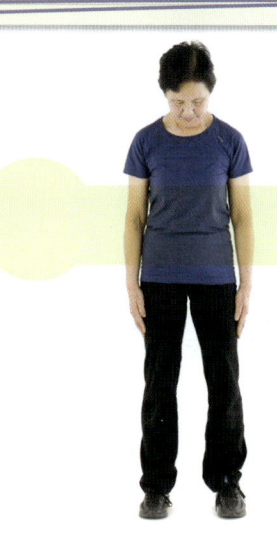

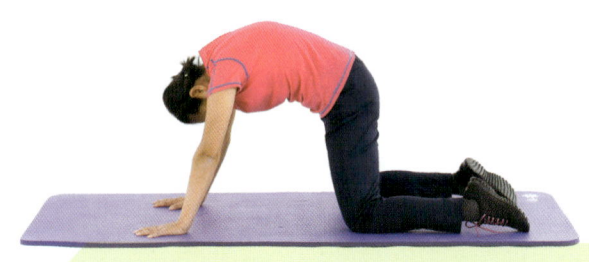

1 下巴觸胸
見第48～49頁

8 貓式伸展
見第66～67頁

7 跪姿轉體
見第64～65頁

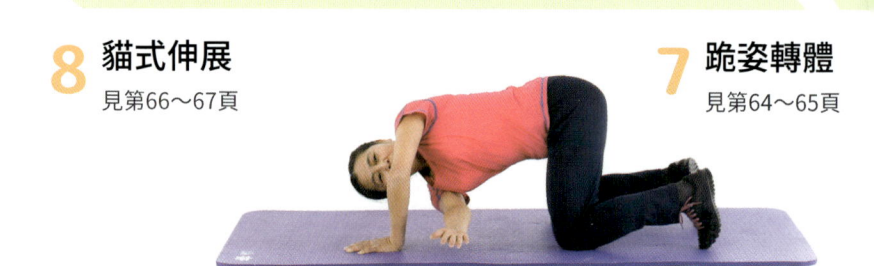

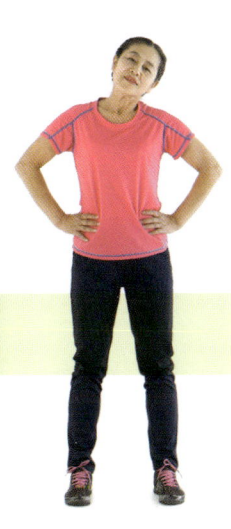

2 四向點頭
見第50～51頁

3 跪式推肩
見第52～53頁

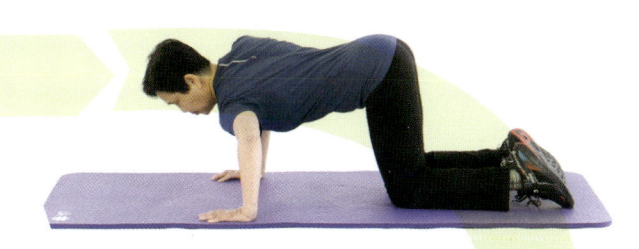

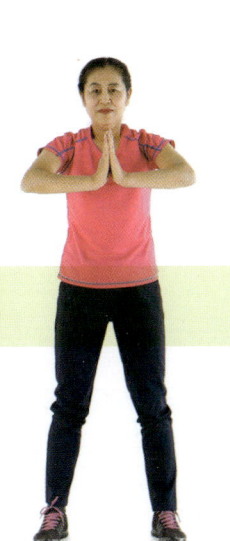

5 直臂後伸旋轉
見第56～57頁

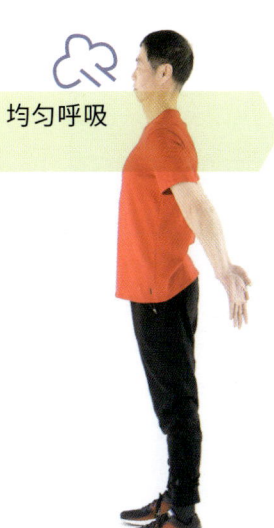

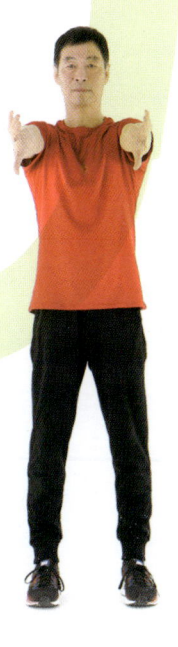

均勻呼吸

6 太極起式
見第62～63頁

4 直臂前伸旋轉
見第54～55頁

第5章 制訂伸展計畫

第 5 章 第三節

01 下腰背不適的原因

緩解下腰背不適的伸展

久坐不動容易導致腰部肌肉疲勞，因此經常會感到腰背酸痛。

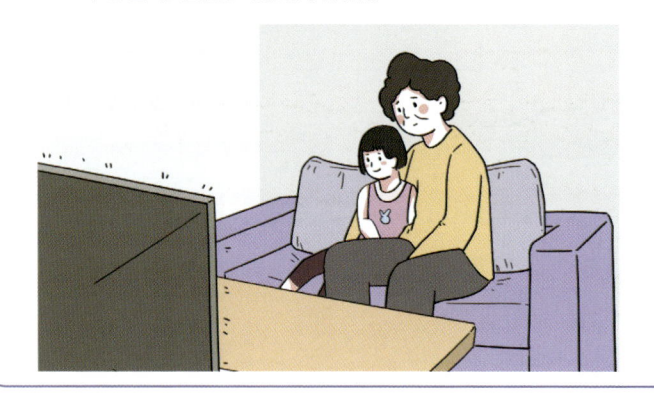

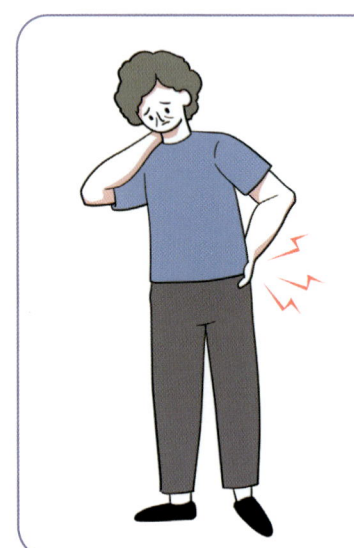

久坐不動

長時間站立容易形成靜脈曲張。長時間站立容易導致血液循環不暢，如果在站立時姿勢不正確，還容易出現腰椎疼痛或腰椎彎曲。

久站不動

第 5 章　第三節 02

緩解下腰背不適的伸展
緩解下腰背不適的伸展計畫

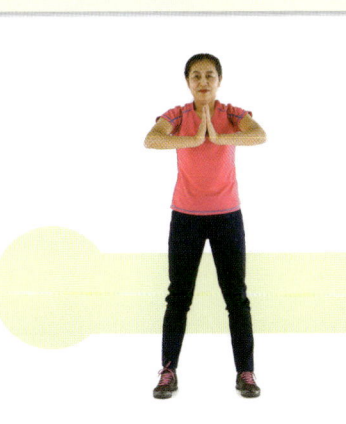

第 5 章　制訂伸展計畫

1 太極起式
見第62〜63頁

2 麻花伸展
見第74〜75頁

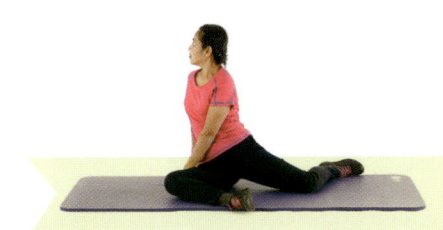

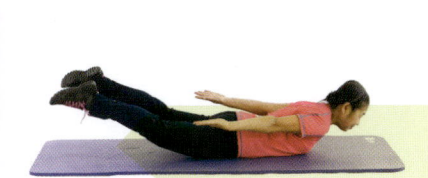

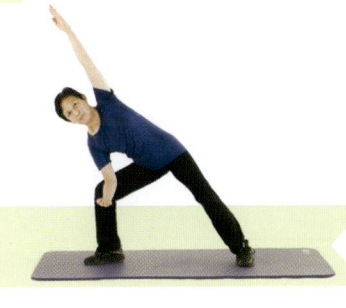

3 蚱蜢伸展
見第76〜77頁

4 對角伸展
見第72〜73頁

117

第 5 章 制訂伸展計畫

5 4字伸展
見第80~81頁

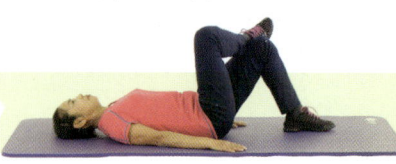

6 嬰兒式
見第104～105頁

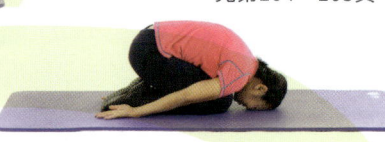

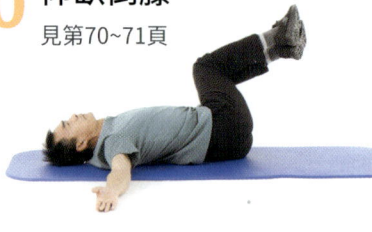

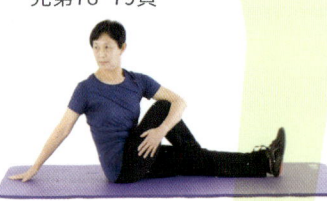

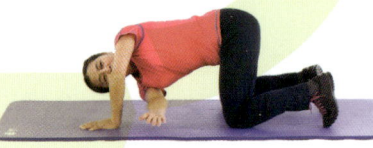

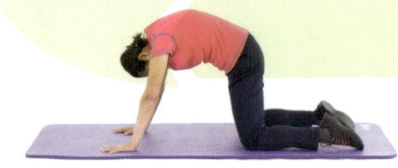

7 立膝轉體
見第78~79頁

8 跪姿轉體
見第64~65頁

9 貓式伸展
見第66~67頁

10 仰臥倒膝
見第70~71頁

第 5 章 第四節 01

緩解膝關節不適的伸展

膝關節不適的原因

當髖關節和踝關節的活動度不足時，下肢的力量往往會傳遞到膝關節，輕者會造成膝關節的不適，重者造成半月板、韌帶的損傷。

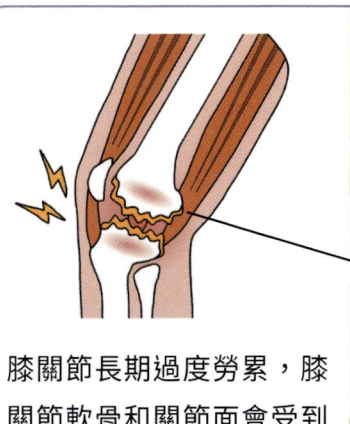

❶ 髖關節和踝關節活動度不足

❷ 膝關節過度勞累

膝關節長期過度勞累，膝關節軟骨和關節面會受到損壞，還有可能造成關節軟骨的累積性損傷。

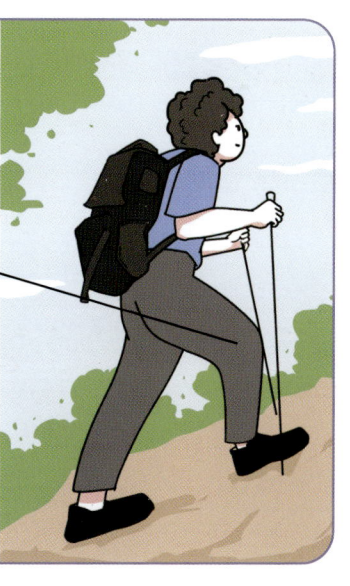

第 5 章 制訂伸展計畫

第 5 章 第四節 02
緩解膝關節不適的伸展
緩解膝關節不適的伸展計畫

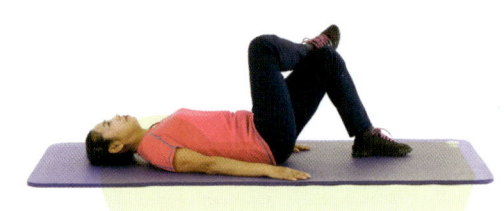

1 4字伸展
見第80~81頁

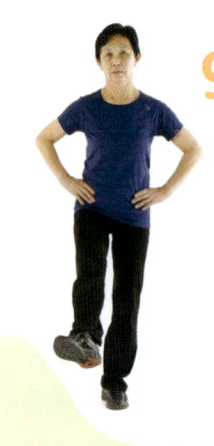

9 足踝繞環
見第98~99頁

8 併腿跪坐
見第96~97頁

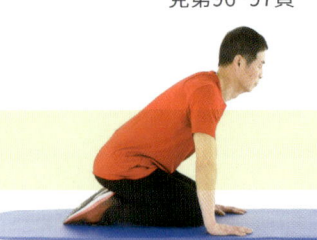

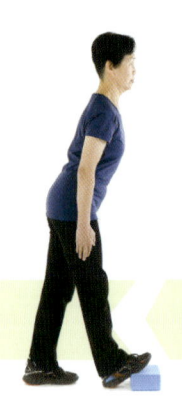

7 懸腳踩跟
見第94~95頁

第 5 章 制訂伸展計畫

2 弓步壓髖
見第82~83頁

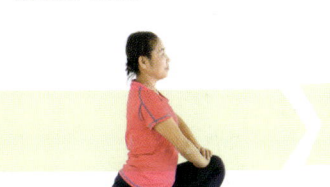

3 梨狀肌伸展
見第84~85頁

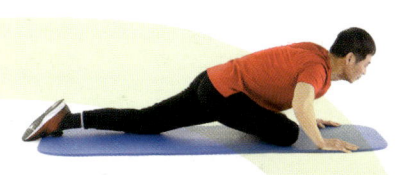

4 仰臥開腿
見第86~87頁

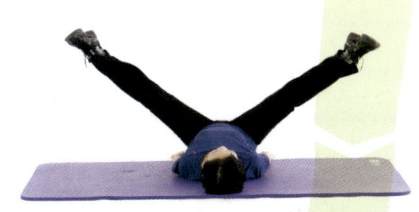

6 仰臥舉腿
見第92~93頁

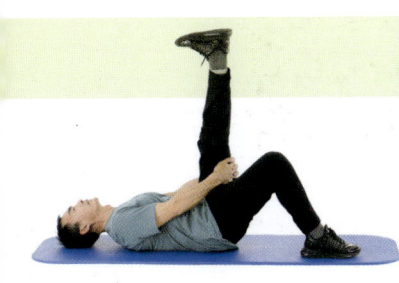

5 仰臥倒膝
見第70~71頁

121

第 5 章 第五節 01 跑步、走路之後的伸展
跑步、走路使用的肌肉

跑步和走路會調動身體的大部分肌肉，核心、髖、臀和下肢等的肌肉會更多地被使用。骨盆和髖關節是身體的根基。髖部、臀部肌肉用於穩定骨盆，讓身體不容易疲勞。平日裡有走路和慢跑習慣的人要注意進行髖、臀部的伸展。臀大肌是臀部十分強勁的肌肉，在走路、跑步時，吸收來自地面的衝擊力。因此在跑步或走路後，需要積極伸展臀大肌。此外，臀中肌、梨狀肌也需要及時伸展。梨狀肌變僵硬會壓迫到坐骨神經，進而引發腰痛等問題。在路況不佳的地方跑步時，髖外展肌容易承受額外負荷，因此在走路和跑步後也要及時伸展髖外展肌。

> **伸展動作**
>
> **快樂寶貝式**
> 身體呈仰臥姿勢，雙腿屈膝，向上抬起，同時雙手抓住腳掌，雙手向下拉雙腿至目標肌肉有中等程度的牽拉感。在一定時間內保持姿勢。

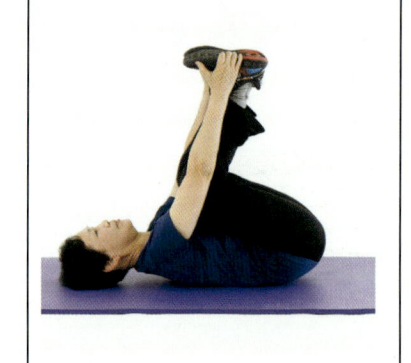

腿部肌肉

股四頭肌、腿後肌群在走路和跑步時，使用頻繁；髂腰肌是連接骨盆、股骨和腰椎的肌群，在抬腿時發揮作用，其僵硬緊張會導致骨盆前傾，運動後應及時伸展。

小腿因支撐身體重量，過度使用而僵硬緊張，在走路、跑步後，應及時鬆解腓腸肌、比目魚肌和脛骨前肌，還要伸展足底肌群等。

預防跑步後損傷

跑步後，需要預防髖關節外旋肌群、闊筋膜張肌、脛骨前肌、足底肌群、臀中肌、臀大肌、髂腰肌、股四頭肌、大腿內收肌群、腿後肌群、腓腸肌，以及比目魚肌的損傷。跑步時腳掌著地，膝蓋受到的衝擊力是體重的2〜3倍，與膝蓋損傷有關的大腿肌肉是闊筋膜張肌。走路、跑步時會用到髖關節外旋肌群。因此，需要對以上部位進行伸展。

緩解雙腳浮腫的伸展（伸展小腿前側到腳踝的肌肉）能有效促進血液循環，肌肉收縮時產生的活塞作用可以促進血液循環，對腿後肌群的動態伸展也有同樣效果。久坐工作的人群可以在工作間隙進行伸展，例如伸展腓腸肌、比目魚肌等，以及轉動腳踝，這些都可以緩解雙腳浮腫。

伸展動作

動態坐式屈伸

身體呈坐姿，背部平直，雙腿併攏且向前伸直，腳尖繃直，雙手在身後支撐身體。向身體方向逐漸勾腳尖至目標肌肉有一定程度的牽拉感。回到起始姿勢。

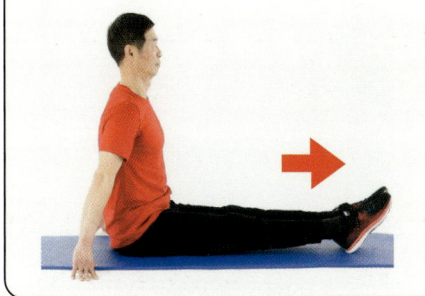

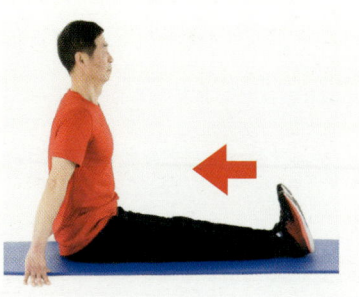

第 5 章

第五節 02

跑步、走路之後的伸展
跑步、走路後的伸展計畫

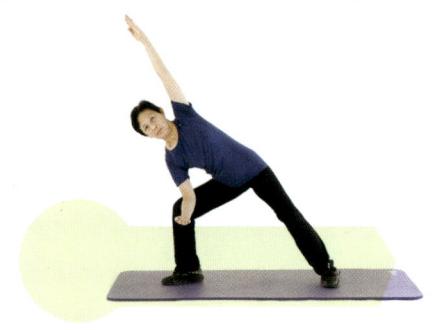

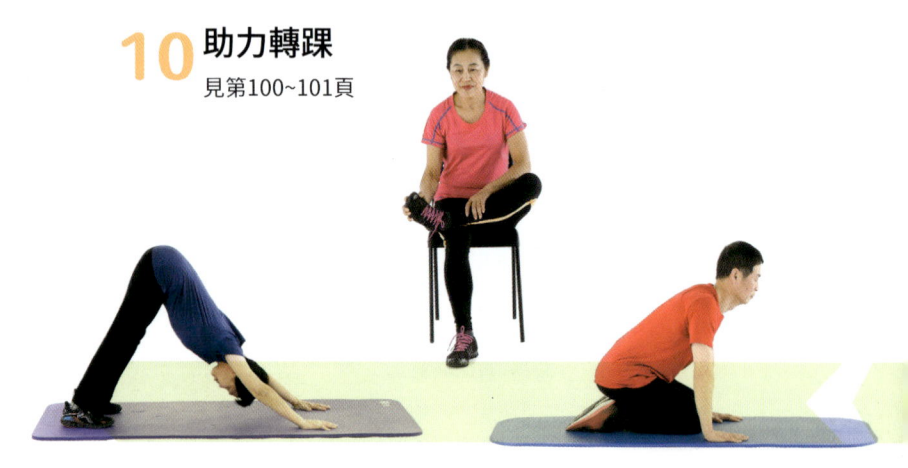

制訂伸展計畫

1 對角伸展
見第72~73頁

10 助力轉踝
見第100~101頁

11 下犬式
見第102~103頁

9 併腿跪坐
見第96~97頁

2 麻花伸展
見第74~75頁

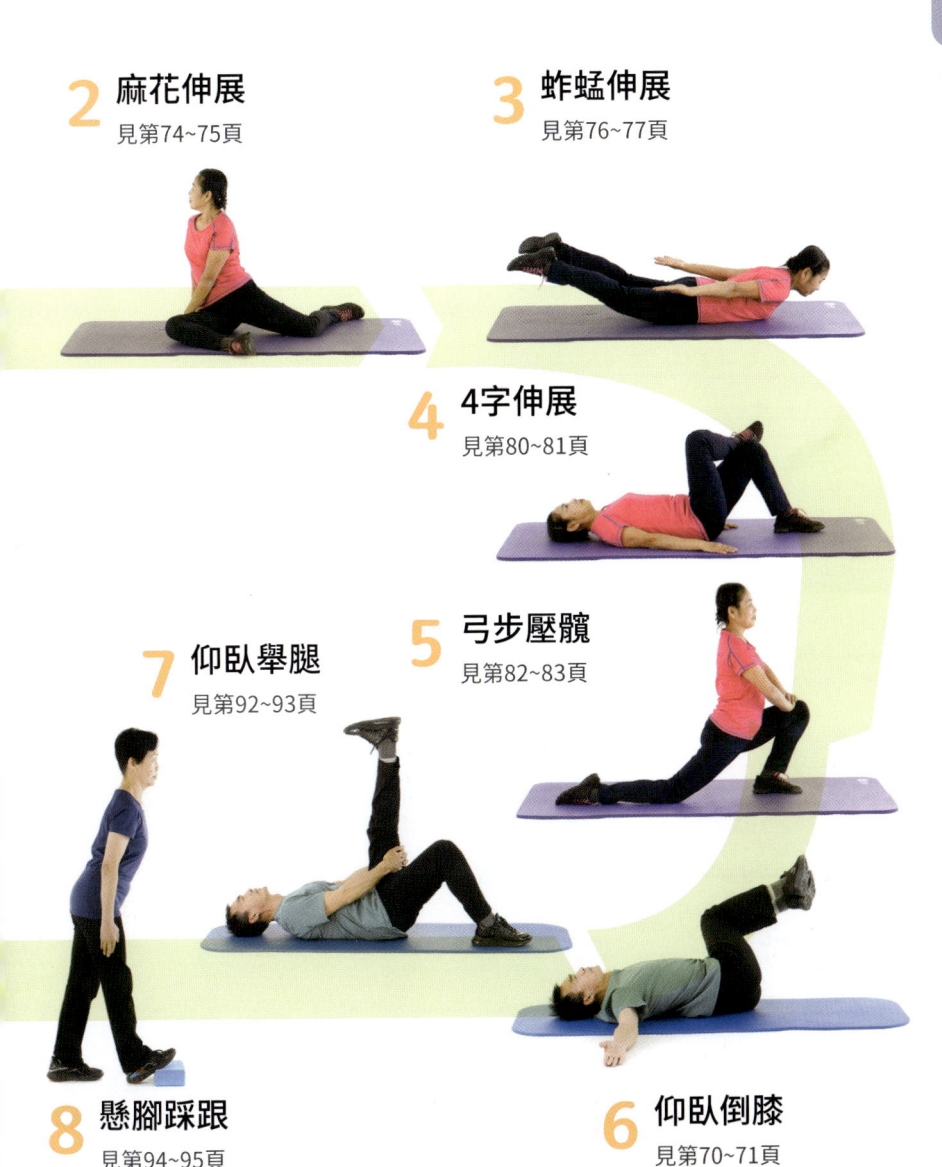

3 蚱蜢伸展
見第76~77頁

4 4字伸展
見第80~81頁

7 仰臥舉腿
見第92~93頁

5 弓步壓髖
見第82~83頁

8 懸腳踩跟
見第94~95頁

6 仰臥倒膝
見第70~71頁

第5章 制訂伸展計畫

第 5 章 第六節 01

預防體態老化的伸展
體態老化的表現

步幅縮短和彎腰駝背是體態老化的特徵性表現。步幅縮短與髖部、臀部、下肢的力量及關節活動度有關。駝背與軀幹前後側的肌肉不平衡有關。

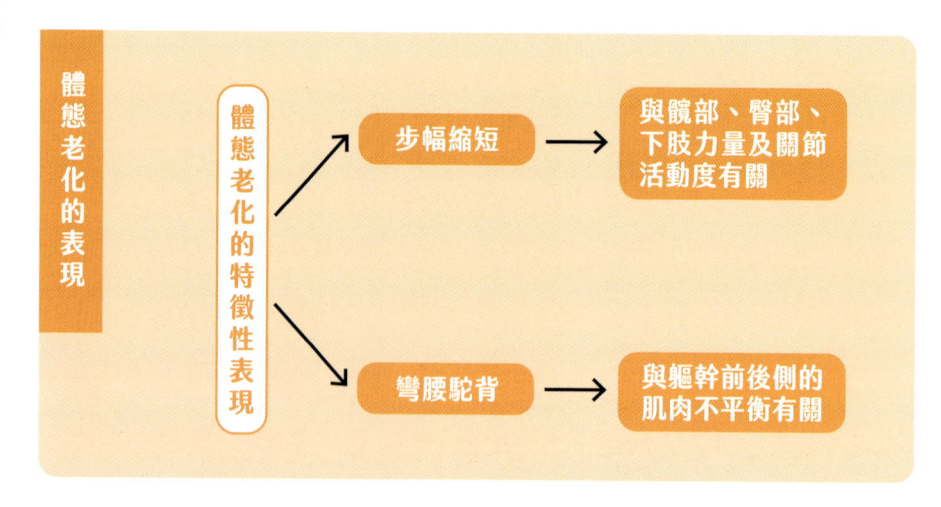

體態老化的表現 → 體態老化的特徵性表現：
- 步幅縮短 → 與髖部、臀部、下肢力量及關節活動度有關
- 彎腰駝背 → 與軀幹前後側的肌肉不平衡有關

要預防體態老化，需要對胸大肌、髂腰肌、股四頭肌、腿後肌群、大腿內收肌群、腓腸肌、脛骨前肌等肌肉進行伸展。如果體力下降，長時間坐著，那麼對膝蓋和骨盆穩定性會造成極大的影響，因此要充分伸展這些部位的肌肉。

伸展動作

大腿內側伸展
一側腿屈膝呈跪姿，另一側腿向身體側面伸直，雙手觸碰伸直腿至目標肌肉有中等程度的牽拉感。

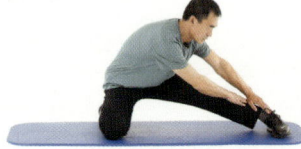

第 5 章 第六節 02

預防體態老化的伸展
預防體態老化的伸展計畫

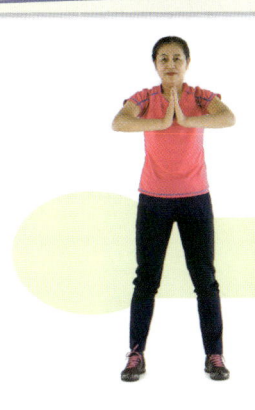

1 太極起式
見第62~63頁

2 貓式伸展
見第66~67頁

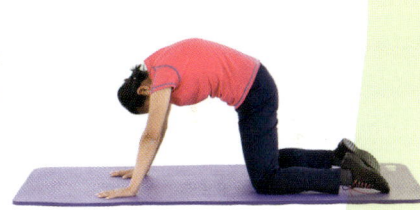

4 弓步壓髖
見第82~83頁

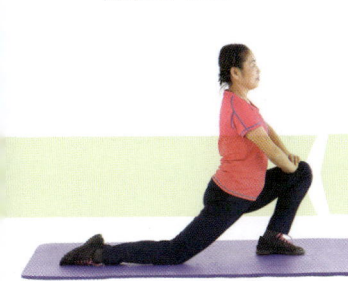

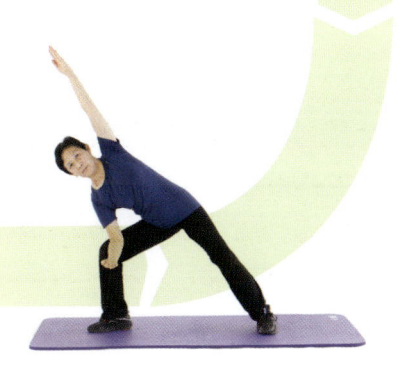

3 對角伸展
見第72~73頁

第 5 章 制訂伸展計畫

127

第 5 章 制訂伸展計畫

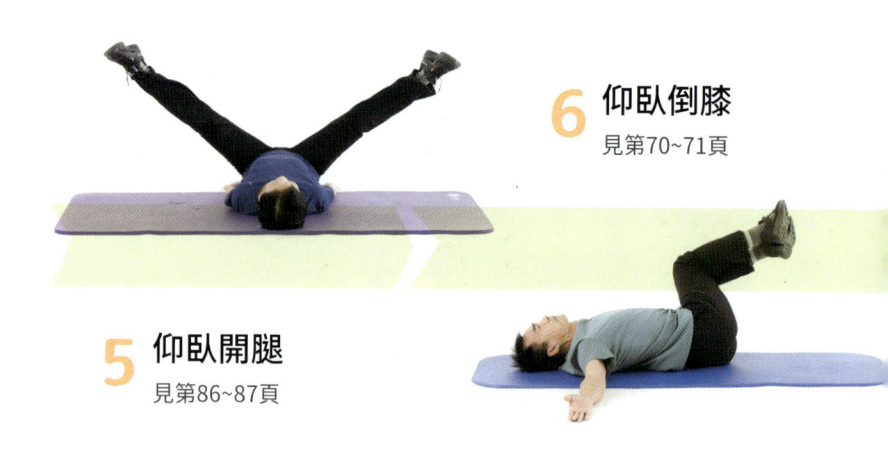

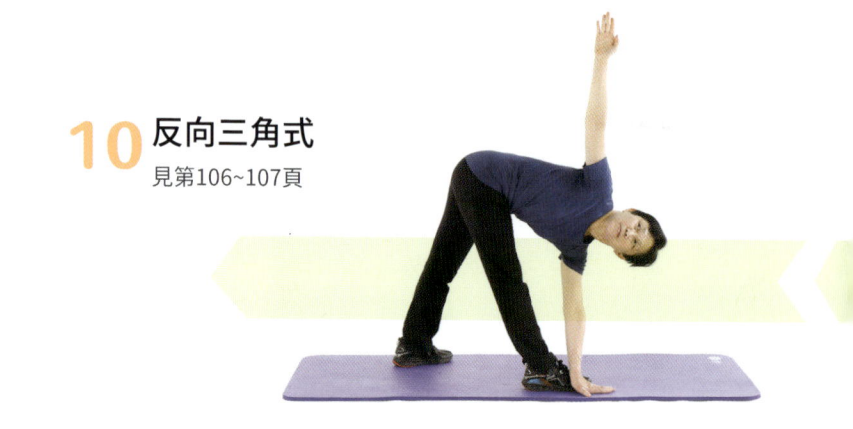

5 仰臥開腿
見第86~87頁

6 仰臥倒膝
見第70~71頁

10 反向三角式
見第106~107頁

128

7 仰臥舉腿
見第92~93頁

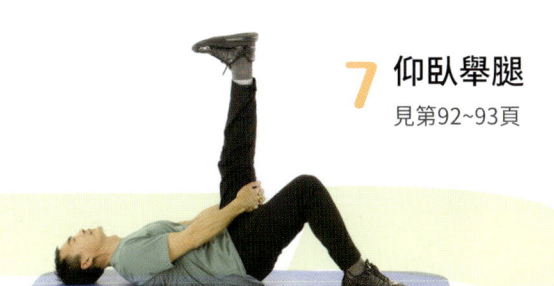

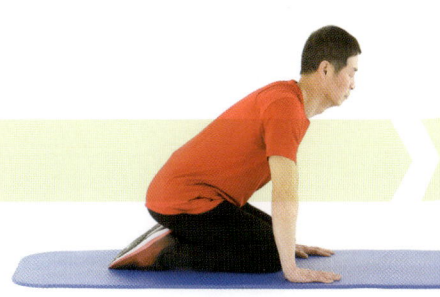

8 懸腳踩跟
見第94~95頁

9 併腿跪坐
見第96~97頁

第 5 章　制訂伸展計畫

全身整體伸展
全身肌肉僵硬緊張的原因

第 5 章 第七節 01

運動少或不運動的人，身體容易僵硬緊張。一是因為肌肉得不到訓練，用進廢退；二是因為筋膜等結締組織得不到訓練，就會產生緊繃感；三是因為血液循環變慢，運輸氧氣和養料的能力變弱。

針對全身主要肌群的伸展能夠較好地改善肌肉僵硬緊張的狀態。

一次完成全身肌肉筋膜的伸展需要較長時間，因此可以分時段進行，效果相同。如上午伸展頸肩、軀幹肌群，下午伸展髖臀、下肢肌群。

伸展動作

向後伸展
雙腳分開站立，與肩同寬。雙手在腰後位置緊緊握拳，最大限度地向身體後上方舉起至目標肌肉有中等程度的牽拉感。

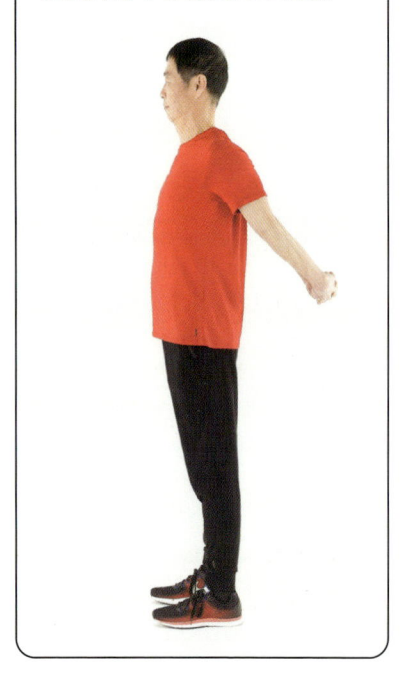

第 5 章 第七節 02

全身整體伸展
全身整體伸展計畫

1 四向點頭
見第50~51頁

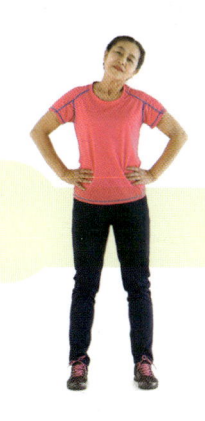

2 直臂前伸旋轉
見第54~55頁

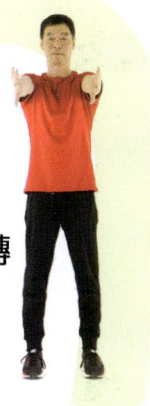

4 太極起式
見第62~63頁

5 貓式伸展
見第66~67頁

3 直臂後伸旋轉
見第56~57頁

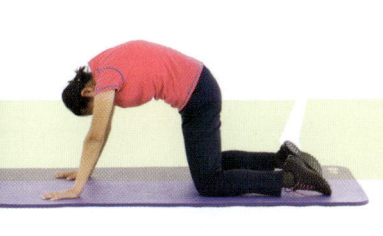

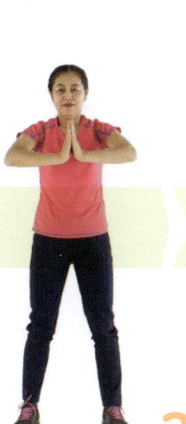

第 5 章 制訂伸展計畫

第5章 制訂伸展計畫

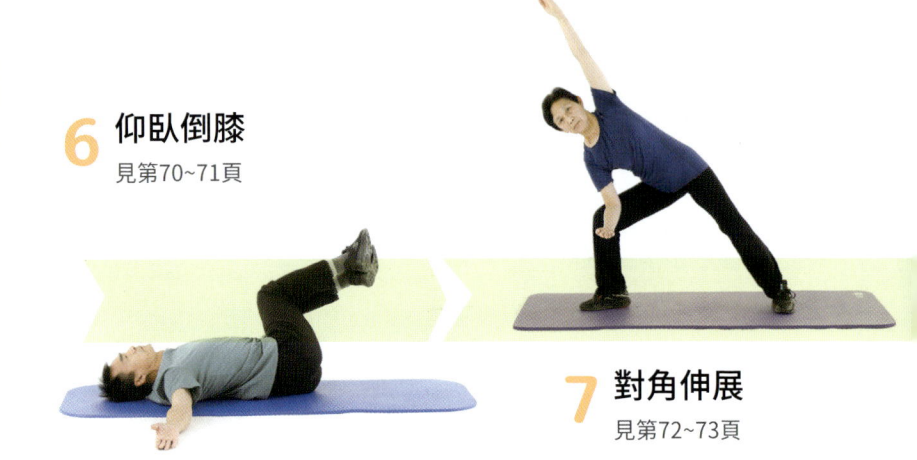

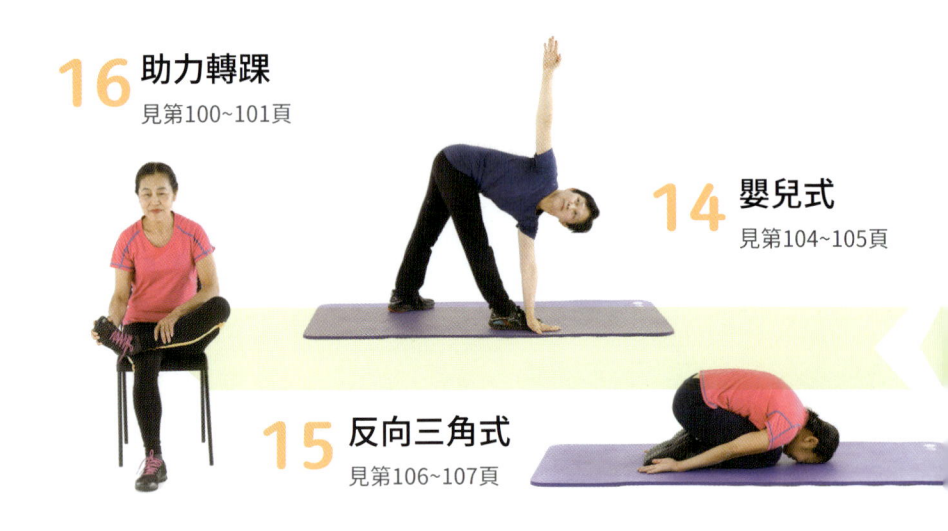

6 仰臥倒膝
見第70~71頁

7 對角伸展
見第72~73頁

16 助力轉踝
見第100~101頁

14 嬰兒式
見第104~105頁

15 反向三角式
見第106~107頁

8 4字伸展
見第80~81頁

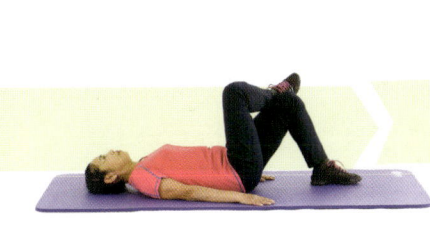

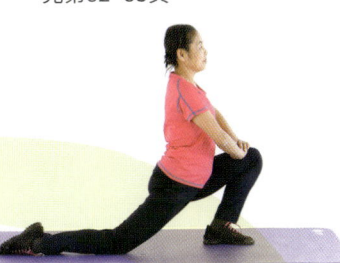

9 弓步壓髖
見第82~83頁

第 5 章 制訂伸展計畫

10 仰臥開腿
見第86~87頁

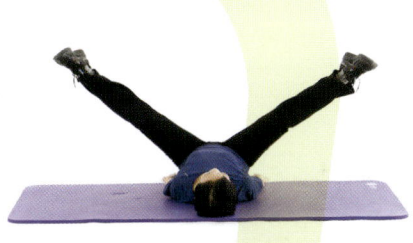

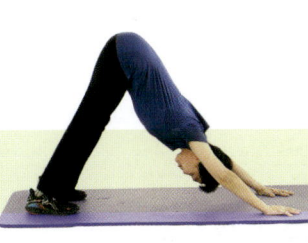

12 併腿跪坐
見第96~97頁

13 下犬式
見第102~103頁

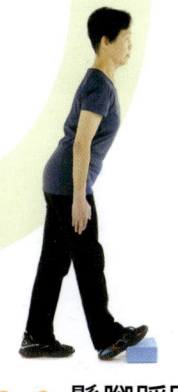

11 懸腳踩跟
見第94~95頁

133

MEMO

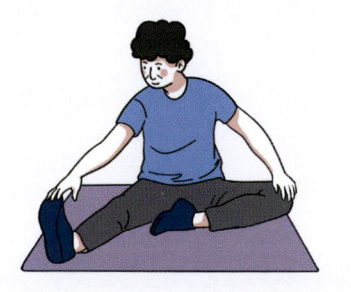

國家圖書館出版品預行編目(CIP)資料

不再痠痛的祕訣！最強伸展自救法，每天10分鐘，從此不卡卡/陳秀娟著. -- 初版. -- 新北市：笛藤出版, 2025.06
　面；　公分
原簡體版題名:解痛逆齡拉伸法
ISBN 978-957-710-983-5(平裝)

1.CST: 健身運動 2.CST: 放鬆運動 3.CST: 肌筋膜放鬆術

411.711　114005772

不再痠痛的祕訣！
最強伸展自救法 每天10分鐘，從此不卡卡

定價320元　2025年6月27日　初版第1刷

作　　者	陳秀娟
總 編 輯	洪季楨
封面設計	王舒玕
編輯企劃	笛藤出版
發 行 所	八方出版股份有限公司
發 行 人	林建仲
地　　址	新北市新店區寶橋路235巷6弄6號4樓
電　　話	(02) 2777-3682
傳　　真	(02) 2777-3672
總 經 銷	聯合發行股份有限公司
地　　址	新北市新店區寶橋路235巷6弄6號2樓
電　　話	(02) 2917-8022・(02) 2917-8042
印 刷 廠	皇甫彩藝印刷股份有限公司
地　　址	新北市中和區中正路988巷10號
電　　話	(02) 3234-5871
郵撥帳戶	八方出版股份有限公司
郵撥帳號	19809050

本書簡體字版名為《解痛逆齡拉伸法》(ISBN：978-7-115-63323-1)，由人民郵電出版社有限公司出版，版權屬人民郵電出版社有限公司所有。本書繁體中文版由人民郵電出版社有限公司授權台灣八方出版股份有限公司(笛藤)出版。未經本書原出版者和本書出版者書面許可，任何單位和個人均不得以任何形式或手段，複製或傳播本書的部分或全部。

●本書經合法授權，請勿翻印●
◎本書裝訂如有漏印、缺頁、破損，請寄回更換。◎